标准化病人（SP）方法论：理论、依据与实践

原著者：（澳）黛布拉·内斯特尔（Debra Nestel）

（澳）玛格丽特·贝尔曼（Margaret Bearman）

主　译：赵　峻　潘　慧

WILEY

浙江大学出版社
ZHEJIANG UNIVERSITY PRESS
·杭州·

图书在版编目（CIP）数据

标准化病人（SP）方法论：理论、依据与实践 /
（澳）黛布拉·内斯特尔（Debra Nestel），（澳）玛
格丽特·贝尔曼（Margaret Bearman）著；赵峻，潘慧
主译 . -- 杭州 ：浙江大学出版社，2025. 7. -- ISBN
978-7-308-25440-3

Ⅰ. R197.323.2

中国国家版本馆 CIP 数据核字第 2024DS9863 号

浙江省版权局著作权合同登记图字：11-2024-337 号

标准化病人（SP）方法论：理论、依据与实践

原著者　　（澳）黛布拉·内斯特尔（Debra Nestel）
　　　　　（澳）玛格丽特·贝尔曼（Margaret Bearman）
主　译　赵　峻　潘　慧

责任编辑　张　鸽（zgzup@zju.edu.cn）
责任校对　季　峥
封面设计　黄晓意
出版发行　浙江大学出版社
　　　　　（杭州市天目山路 148 号　邮政编码 310007）
　　　　　（网址：http://www.zjupress.com）
排　　版　杭州晨特广告有限公司
印　　刷　浙江省邮电印刷股份有限公司
开　　本　787mm×1092mm　1/16
印　　张　13
字　　数　255 千
版 印 次　2025 年 7 月第 1 版　2025 年 7 月第 1 次印刷
书　　号　ISBN 978-7-308-25440-3
定　　价　86.00 元

Simulated Patient Methodology
Theory, Evidence and Practice

EDITED BY

Debra Nestel PhD, FAcadMEd, CHSE-A

Professor of Simulation Education in Healthcare

School of Rural Health, HealthPEER (Health Professions Education and Educational Research)

Faculty of Medicine, Nursing and Health Sciences

Monash University Clayton, Victoria Australia

Margaret Bearman PhD, BComp(Hons), BSci CertPerfArts

Associate Professor

HealthPEER (Health Professions Education and Educational Research)

Faculty of Medicine, Nursing and Health Sciences

Monash University Clayton, Victoria Australia

WILEY Blackwell

Title: Simulated Patient Methodology: Theory, Evidence and Practice

by

Debra Nestel PhD, FAcadMEd, CHSE-A

Professor of Simulation Education in Healthcare

School of Rural Health, HealthPEER (Health Professions Education and Educational Research)

Faculty of Medicine, Nursing and Health Sciences

Monash University Clayton, Victoria Australia

Margaret Bearman PhD, BComp (Hons), BSci CertPerfArts

Associate Professor

HealthPEER (Health Professions Education and Educational Research)

Faculty of Medicine, Nursing and Health Sciences

Monash University Clayton, Victoria Australia

ISBN: 978-1-118-76100-7

《标准化病人（SP）方法论：理论、依据与实践》
译 委 会

原著者：（澳）黛布拉·内斯特尔（Debra Nestel） 澳大利亚墨尔本大学

（澳）玛格丽特·贝尔曼（Margaret Bearman） 澳大利亚迪肯大学

主　译： 赵　峻　北京协和医院

潘　慧　北京协和医院

副主译： 罗林枝　北京协和医院

孙继宽　北京协和医院

管远志　北京协和医院

林旻洁　中南大学湘雅二医院

译　委（按姓名笔画排序）：

马云昆　浙江大学医学院附属第二医院

马浩玮　首都医科大学

王晨雨　首都医科大学附属北京安贞医院

朱　玉　中国人民解放军总医院第六医学中心

朱洁婷　中南大学湘雅二医院

李博然　首都医科大学宣武医院

杨华夏　北京协和医院

杨莹莹　北京协和医院

杨营营　首都医科大学附属北京天坛医院 神经病学中心

陈　未　北京协和医院

陈美妮　北京协和医院

罗　成　中南大学湘雅二医院
胡　嫒　北京协和医院
耿墨钊　首都医科大学附属北京妇产医院　北京妇幼保健院
唐寒芬　中南大学湘雅二医院
黄　鹏　北京协和医院
章　洁　中国人民解放军总医院第六医学中心
梁乃新　北京协和医院
黎　远　中南大学湘雅二医院

出版协调组：
陈国丽　（中国医药教育协会）
石淑文　（浙江大学医学院）

Contributors

Margaret Bearman PhD, BComp(Hons), BSci, CertPerfArts
Associate Professor
HealthPFER (Health Professions Education and Educational Research)
Faculty of Medicine, Nursing and Health Sciences
Monash University
Clayton, Victoria, Australia

Mary Anne Biro PhD,MPH,BA,Grad Cert Academic Practice, RM, RN
Senior Lecturer of Midwifery
School of Nursing and Midwifery
Monash University
Clayton, Victoria, Australia

Felicity C Blackstock BPhysio(Hons)
Senior Lecturer
Department of Physiotherapy, School of Allied Health
La Trobe University
Bundoora, Victoria, Australia

Mollie Burley MRH, RN
Senior Lecturer
School of Rural Health – Department of Rural and Indigenous Health
Faculty of Medicine, Nursing and Health Sciences
Monash University
Moe, Victoria, Australia

Simon JR Cooper PhD, MEd, BA, RGN, FHEA
Associate Professor
School of Nursing and Midwifery
Monash University
Berwick, Victora, Australia

Hay Derkx MD, PhD
SP Trainer
Faculty of Health Medicine and Life Sciences
Maastricht University,
Maastricht, The Netherlands

Tanya L Edlington BA
Practitioner and Consultant–Simulated Patient
Melbourne, Victoria, Australia

Jennifer H Fisher DNP, WHNP
Associate Professor, Department of Family Medicine
Associate Director, Center for Advancing Professional Excellence
University of Colorado School of Medicine
Aurora, CO, USA

Carol Fleishman PhD, MS
Academic Program Manager, Standardized Patient and Teaching Associates Progrmas
Johns Hopkins Medicine
Baltimore, MD, USA

Elaine E Gill PhD, BA(Hons), RHV, RGN, Cert Couns
Head of Clinical Communication and Senior Lecturer
King's College London Medical School at Guy's, King's and St Thomas' Hospitals
London, UK

Gayle A Gliva-McConvey
Director, Professional Skills Teaching and Assessment
Sentara Center for Simulation and Immersive Learning
Eastern Virginia Medical School
Norfolk, VA, USA

Pamela J Harvey BAppSci (Physio), MEd
Lecturer in Medical Education
North West Rural Medical Education Unit
School of Rural Health
Monash University
Bendigo, Victoria, Australia

Brian Hodges MEd, FRCPC, PhD, MD
Vice President Education, University Health Network
Professor, Department of Psychiatry
Scientist, Wilson Centre for Research in Education
Faculty of Medicine, University of Toronto
Toronto, ON, Canada

Shirin Irani MD, FRCOG
Consultant Gynaecologist and Honorary Senior Clinical Lecturer
Heart of England Foundation Trust and University of Birmingham
Birmingham, UK

Jane H Kass-Wolff PhD, FNP-BC
Associate Professor of Nursing
College of Nursing at the University of Colorado Anshutz Medical Campus
Aurora, CO, USA

Ernestine Kotthoff-Burrell PhD, RN, BC, FAANP
Assistant Professor of Nursing
College of Nursing at the University of Colorado Anshutz Medical Campus
Aurora, CO, USA

Richard Lawton BA, BComm
Coach and Consultant at Ignite Coaching
Melbourne, Victoria, Australia

Nancy L McNaughton MEd, PhD
Associate Director, Standardized Patient Program
Affiliated Scholar, Wilson Centre for Research in Education
Faculty of Medicine, University of Toronto
Toronto, ON, Canada

Tracy Morrison BAppSci (comp med), MOsteo
Lecturer in Osteopathy
Victoria University
Melbourne, Victoria, Australia

Ged M Murtagh PhD
Senior Lecturer in Clinical Communication
Clinical Skills Centre
St Mary's Hospital
Imperial College London
London, UK

Debra Nestel PhD, FAcadMEd, CHSE-A
Professor of Simulation Education in Healthcare
School of Rural Health, HealthPEER (Health Professions Education and Educational Research)
Faculty of Medicine, Nursing and Health Sciences
Monash University
Clayton, Victoria, Australia

Carol C O'Byrne BSP
Associate Registrar and Manager, Qualifying Examination – Part II(OSCE/OSPE)
Pharmacy Examining Board of Canada
Toronto, ON, Canada

Jim Parle MBChB, DRCOG, FRCGP, MD
Professor of Primary Care
Primary Care Clinical Sciences
School of Health and Population Sciences
University of Birmingham
Birmingham, UK

Shane Pritchard BPhysio (Hons)
Physiotherapist
Monash University
Clayton, Australia

Jan-Joost Rethans MD,PhD
Associate Professor
Faculty of Health Medicine and Life Sciences
Maastricht University
Maastricht, The Netherlands

Karen M Reynolds BA
Manager, Interactive Studies Unit
University of Birmingham
Birmingham, UK

George D Ridgway PhD
Master of Applied Linguistics
Lecturer (Teaching and Learning)
The University of Sydney
Sydney, NSW, Australia

Cathy M Smith PhD
Lecturer, Department of Family and Comunity Medicine
University of Toronto,
Toronto, ON, Canada

Rosamund Snow PhD
Patient Experience Speciallst
Simulation and Interactive Learning Centres
King's Health Partners
London, UK

Pamela J Taylor LACST, BA, Grad Dip Ed M Rur Hlth
Lecturer, Interprofessional Education
School of Rural Health
Faculty of Medicine, Nursing and Health Sciences
Monash University
Moe, Victoria, Australia

Jill E Thistlethwaite BSc, MBBS, PhD, MMEd, FRCGP, FRACGP
Professor of Medical Education
Health professional education consultant Affiliated to University of Technology Sydney NSW, Australia
University of Technology Sydney, Australia

Tanya Tierney BSc (Hons), PhD
Assistant Dean, Clinical Communication Training and Student Welfare
Le Kong Chian School of Medicine
Singapore

Anna K Vnuk MBBS, DRACOG, FRACGP, MClinEd, EdD
Associate Professor in Clinical Skills
School of Medicine
Flinders University,
Adelaide, SA, Australia

Jeanie M Youngwerth MD
Assistant Professor of Medicine, Director of Palliative Care
University of Colorado School of Medicine
Aurora, CO, USA

中译本序

作为《标准化病人（SP）方法论：理论、依据与实践》的作者，我十分荣幸地得知此书被翻译成为中文，从而拥有了更多的读者。尽管此书汇集了世界各地不同学者关于标准化病人（SP）方法论的学术著述，但具体的教学与临床实践过程会随着这些方法论被用于不同社会、文化、经济、政治和历史背景而产生变化。我希望读者在研读此书的不同篇章时，能充分考虑到这个问题。我曾在澳大利亚墨尔本、中国香港和英国伦敦工作过较长时间。我的博士课题是对自己当时在香港大学社区医学系建立的SP项目进行评估：以医学生、医生和牙医为教学对象，评估中国香港地区SP在应用以病人为中心的沟通模式教学活动中所起到的作用。很幸运，我曾在香港工作了近12年，有机会多次重返香港大学并看到教学实践方面令人振奋的发展趋势。每隔几年，我都会在位于香港九龙的伊丽莎白皇后医院执教。因此，我亲眼见证了该地区广泛应用模拟技术尤其SP方法论开展教学。令人格外欣喜的是，在情境模拟教学中，SP与模拟人、任务训练器等模拟手段得到了很好的融合应用。

在全球范围内，SP方法论在最初40多年里发展迅速。最初应用SP是为了尊重病人，减少对病人检查或询问的次数。与应用SP的初衷有所不同的是，有时应用SP是为了支持医学生和医生学习。因此，邀请合适的人接受特定培训而成为SP，是符合道德要求且体现人文关怀的。SP可根据教学需要"进入"或"退出"特定角色。在教学实践中，他们可以向学员提供反馈，并推进教学案例的进展。SP最初的设定与真实的病人息息相关。

在医学领域甚至更广泛的卫生健康领域内，存在一种过度强调标准化概念的心理偏差，认为SP应更侧重于其"标准化"，而不仅仅是"模拟病人"。我认为"标准化病人"术语中的"标准"是一种相对的概念。每位病人都拥有其自身独特的经历，这正是我们在SP方法论中对病人角色进行模拟时所力求实现的。

如果我们过分强调病人是标准化的，那么我们可能传达了与病人有关的不利价值观。在考核评价相关的工作中，我更愿意称SP为"有能力进行标准化表演的模拟病人"。这是语言上微妙但重要的区别。国际SP专业协会组织推荐使用的术语是"模拟参与者"。当然，如果您指的是作为"病人"角色工作的标准化病人，那么使用"模拟病人"是恰当的。

在与SP合作共事的过程中，我们对如何关爱SP有了更深入的思考。SP工作在情感和身体上都具有一定挑战性。SP的心理健康是重要的考虑因素，贯穿于SP的招募、遴选、培训、评价、评估等各个环节中。

SP方法论的另一个变化是人们越发关注到不同年龄段SP之间的细微差别。除了基于成人 SP 的最佳实践标准，如今亦有针对儿童、青少年和老年人 SP 以及特殊群体和少数民族 SP 的工作指南。这是我们作为 SP 教育工作者的重要进步。

我希望这本书能满足您的学习需求，期待您的反馈。

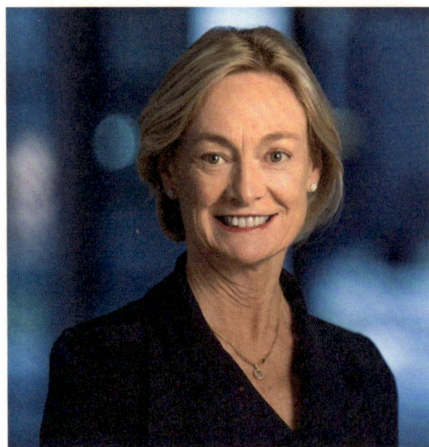

Debra Nestel

（黛布拉·内斯特尔　博士）

澳大利亚墨尔本大学外科教育系　教授

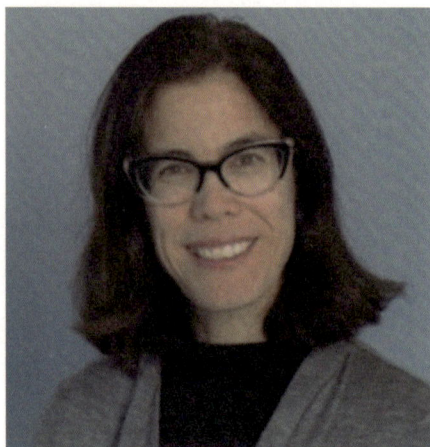

Margaret Bearman

（玛格丽特·贝尔曼　博士）

澳大利亚莫纳什大学医学模拟系　教授

Foreword

This book marks a major advance in the scholarship of clinical education. Its skilful interweaving of theory, practice and experience across the world frames the study of simulated patients (SPs) as a domain with its own scholarly identity.

SPs offer a unique contribution to clinical education, opening a window onto a world that is often hidden. At heart of anyclinical encounter two people–a clinician and a patient–are held together in a relationship of care. At one level, this relationship seems blindingly simple; at another, unfathomably complex. Its care is the interaction of one human being with another. Many such encounters are private and deeply personal, inaccessible to outsiders. SPs offer a means of entering such closed worlds, of learning to navigate their waters with skill and compassion.

During the fifty years since SPs appeared upon the scene, a huge diversity of approaches has been explored, described and published across the world.Making sense of such diversity is a challenge, and this book provides a much-needed framework. Its combination of academic rigour with down-to-earth practicality is both refreshing and inspiring.

Writing this foreword gives me particular pleasure. As a surgeon,a general practitioner and an educator, I have long been convinced of the value of simulation.Yet there has often been a tension between 'technicist' approaches to procedural training and broader conceptions of clinical care. For more than a decade, Debra Nestel and I have explored how these worlds might be brought together.

This book frames simulated patient methodology as scholarshipthat continues to evolve.Its scope, depth and rigour mark it out as a pioneering contribution, and its editors and contributors bring a fascinating breadth of insights. The book highlights the rich potential of collaboration between clinicians, patients and SPs themselves.

I have no doubt that it will become a landmark in the field.

Roger Kneebone
Professor of Surgical Education
Imperial College London

译者前言

现代科学技术的高速发展为医学教育领域带来层出不穷的创新教学方法和技术，为医学教育质量提升不断注入新的活力。

标准化病人（standardized patient，SP）是指经过标准化、系统化培训后，能够准确、逼真、可重复地再现案例所要求的疾病特征、心理社会特征和情感反应，能够参与完成病史采集、体格检查、沟通交流、人文关怀等临床能力教学考核以及护理和康养照护等实训技能教学工作的人员，尤其是模拟设备和机器人无法替代的教学技能训练内容。以 SP 教学模式为基础构建的一套完整的教学体系、管理模式与学术研究内容，被称为"SP 方法论"。目前，SP 方法论在全球诸多领域得以广泛应用和快速发展。自 20 世纪 60 年代美国南加州大学神经病学专家霍华德·巴罗（Howard Barrows）出于教学的目的而首次倡导应用 SP 以来，SP 在国内外已经被越来越广泛地应用于临床技能教学和考试中，北美和部分欧洲国家率先在国家执业医师资格考试中应用 SP。至今，SP 已发展形成医学教育领域公认的一种重要方法，被广泛应用于医学教育的各个阶段，覆盖了临床医学、护理学、临床药学和康养照护等医学相关学科，还可运用于跨学科的教学中。SP 的应用突破了传统医学实践教学基于真实病人的不足，不仅可用于医学相关专业人员综合能力考核，而且可用于其临床能力尤其是医患沟通能力和职业素养的培养。

20 世纪 90 年代，得益于美国中华医学基金会（China Medical Board，CMB）的支持，SP 被引入我国。原浙江医科大学、原华西医科大学和原九江医学专科学校开展了"临床技能教学与评估项目"研究，培养出了第一批 SP。随后 30 年，包括北京协和医院在内的国内许多医学院校和教学单位陆续也开展了 SP 的招聘、培训和应用工作。欧美发达国家医学教育体系对 SP 的应用积累了 60 多年的经验，我国已积累了 30 多年经验。众所瞩目的世界技能大赛中的"健康与社会照护"项目中已经应用 SP 模式多年，广受好评。近年来，SP 模式被引进全国医学院校临床医学专业（本科）水平测试、护理大赛和养老大赛中，并发挥着积极的作用。从全国范围来看，SP 教育项目正处于摸索起步和不断成长的阶段，国内医学教育领域整体仍缺乏成熟的 SP 实践经验和完善的理论与管理体系。"他山之石，可以攻玉。"学习和借鉴发达国家先进的教学理念、方法和实践经验也是十分有必要的。本书的编译出版正是适应了我国医学教育尤其是 SP 事业发展的迫切需要。

本书原著是英文版，原书作者团队是国际著名的 SP 学术研究和应用专家团队。在书中，他们以"SP 方法论"为主题，从基本框架、理论观点、教学实践和案例研究四大方面分享了自身的经历、经验和心得体会，进而从 SP 方法论的理论、依据和实践上全面回顾了 SP 的内容，并展望了未来 SP 领域的机遇和挑战。这些宝贵的经验和创新的教育思维对我们国内医学教育者都是很好的启发和有价值的工作参考。我们学习和应用 SP 方法论，最终的目的是更好地培养我们的医学生、医护人员和康养照护人员的临床思维和岗位技能，不断提升中国医学和卫生健康领域从业人员的综合素质。

作为国际医学教育的知名著作，其译本的顺利编译出版将为我国医学教育尤其 SP 相关的教学实践提供了更加坚实的理论基础，为我国广大医学教育工作者增添了重要的参考教材（2023 年，由中国标准出版社出版了国内第一部 SP 医学教育项目团体标准文件，其中也将本书列为全国 SP 师资培养的主要推荐教材之一），推动我国医学教育的发展，进而助力改善中国医疗服务质量。

本著作能顺利编译出版，离不开编译团队各位临床和医疗教育专家的辛勤劳动和无私付出，更离不开北京协和医院领导和专家团队的大力支持。编译团队秉持严谨求实、认真负责的学术态度，力求在贴近译著英文原意翻译的同时，尽量简洁通俗且符合中国读者的阅读习惯。

本书的编译团队由北京协和医院、北京协和医学院、中南大学湘雅二医院和中国人民解放军总医院第六医学中心等多家单位的医学教育人才和教学骨干组成。尽管大家以非常认真负责的态度完成本书的翻译、校对和审阅等各项编译工作，但仍难免存在不足之处，敬请读者提出不吝指正，非常感谢！

本书编译团队

2024 年 5 月 1 日

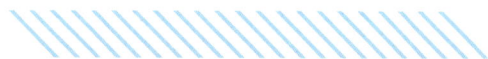

目录

第五部分　　结　语

第1章

引言：标准化病人方法论

作者：*Debra Nestel, Margaret Bearman*

当代医学模拟的先驱者 David Gaba 教授提出，模拟是一种用引导性体验取代或放大真实性体验的技术，其通常具备使人身临其境的特征，通过充分互动，唤起或复制真实世界的方方面面[1]。David Gaba 教授是当代医疗模拟的先驱，他的这一定义恰当地描述了基于标准化病人的模拟情境。训练有素的标准化病人能够让学员快速融入并深度参与模拟情境。通常，只要有标准化病人，就可以引发互动。

模拟病人（simulated patients，SP）或标准化病人（standardized patients，SP）指的是大体相似的两种模拟方式，即由经过特定培训的健康人来扮演某种疾病病人的模拟技术。以下缩写"SP"即指代两者之一。SP 的标准化程度取决于其所处的具体情境。若以学习为目的，则其标准化不是那么重要，甚至可以缺失。SP 的特征通常根据个体化学习需求来设定，也可以引入人类的所有特征。然而，在终结性评价或者非常关键的考试中，SP 有测试作用。因此，为了保证考试的公平性，SP 必须稳定一致地扮演所指定病人的特征。SP 所表现的角色特征应能反映真实临床情境中的病人特征。加拿大和北美普遍使用"标准化病人"一词，英国和澳大利亚则较多采用"模拟病人"的术语。在后一种传统中，SP 在非常关键的考试中可以表现个体行为，而不仅仅表现标准化设定的行为。这个细微的差别可以反映 SP 在不同国家历史沿革中的不同：在北美，应用 SP 是为了满足考试需求；而在英国和澳大利亚，应用 SP 则是为了辅助学习[2]。其他相关词条也体现了 SP 作为扩展角色的部分特征（见框 1.1）。本书虽然有些章节涉及 SP 的扩展应用和 SP 从业者的相关事宜，但主要还是聚焦于 SP 自身的作用。

虽然医疗卫生领域仍然用培训和考核来维持其较高的行业水准，但模拟已逐渐渗透到医务工作者各个教育阶段。英国皇家医学委员会报告称模拟已被列为今后 10 年内国民医疗服务体系优先考虑的五大项目之一[3]。在这种战略性和高水平的愿景之下，模拟行业将会持续发展。

SP 方法论在当代历史中有许多驱动因素。这些因素都有据可查，源自人类学、教育学和其他学科[4, 5]。而关键的驱动因素是不对病人造成伤害[6]。然而，我们也必须意识到这种方法对学员和 SP 在学习与工作方面所带来的风险。SP 是真实病人的代理人，这也是贯穿本书的主题。因此，他们代表的是病人的观点，而不是临床医生的观点[7, 8]。有些章节描述了一些增强 SP 真实感的方法。然而，当代 SP 的一些实践限制了真实病人心声的表达，这就限制了他们提供病人观点的潜力。我们提倡提供真实病人观点的方法，从而促进以病人为中心和安全照护的发展。近年来，模拟教学与专业医学课程结合得更加紧密，这意味着 SP 从业者有更多的机会与其他模拟教学从业者并肩合作。这也为模拟行业内所有从业者创造了互相学习的机会。

框 1.1　用于描述 SP 的替代术语及扩展角色的相关词条

- 角色扮演者：有时也称 SP，经常包括由医生、护士或医学生扮演的病人。
- 临床教学助理：主要指用于教学乳房、直肠、阴道等特殊部位体格检查的 SP。他们通过深化心理活动、沟通技巧和其他专业技能来帮助学员，属于专业性很强的角色。
- 受训病人：也称 SP，是指用或不用真实患病经验来扮演角色的真实病人。
- 病人指导者：也称 SP，是指利用真实患病经验来扮演角色的真实病人。
- 匿名的或未被公布的病人：经许可进入真实临床环境（如药房、全科病房）扮演真实病人角色的匿名 SP，有助于判断临床医生的实际表现。
- 志愿者病人：能够胜任教学活动的真实病人。他们可能在角色扮演活动（如客观结构化临床考试）中扮演自己，也可能扮演指定的病人角色。
- 混合型病人：指标准化病人与模拟器具相结合，用于练习操作性技能或手术技能。该概念由 Kneebone 等[15]率先提出，将这种混合的模拟模式描述为"以病人为中心模拟"，目前在国际上应用广泛。
- 演员病人：与术语 SP 互换使用，更侧重于 SP 的专业表演技能。
- 助教：指在模拟中除为学员提供真实感、额外挑战或额外信息而设置的病人以外的个人（如护理人员、接待员、家庭成员、实验室技术员）[16]。人体模型的声音也可以被认为是一个助手。

改编自维多利亚网络模块 1：SP 方法论简介

虽然 SP 所从事的教育环境有很大差异，但他们在模拟实践中也有一些共同点。在本书中，我们提到了模拟教学活动常见的六个阶段，均是产生教学效果的必要条件（图 1.1）。该模拟框架已经被澳大利亚用于模拟教学从业者国家级培训项目[9]。模拟教学从业者可以基于这个共同框架来设计和交流模拟教学。"准备"阶段指包括整个模拟教学活动开始前的所有活动，比如招募和培训 SP、管理数据库、树立学习目标、设计情境等。"情况介绍"阶段指的是向所有参与者解释模拟教学的过程，包括脚本内容、学习目标和复盘策略。这个阶段还涉及其他活动，包括学员设定自身目标、分享既往经验和适应学习情境。SP 在该阶段还需要确认自身角色。接下来是"模拟活动"阶段，可以呈现不同形式，学员与 SP 可相互交流。然后是"学员反馈或复盘"阶段，对"情况介绍"阶段作进一步补充，检验学员的感受、重新审视学习目标、征求其他观点，并规划下一步学习。在这个阶段，通常鼓励学员（通常是个人）从自己的经历出发理解模拟的过程；同样地，也鼓励教师和 SP 对他们各个方面的参与情况进行反思。"评估"阶段评估教学活动是否达到预设的目标，评估活动本身的优缺点，但不评估个人。该阶段得益于学员、教师和 SP 的共同参与。基于 SP 方法论，在 SP 结束任务前，还有一个额外的阶段即"SP 复盘"。SP 可能需要帮助，以顺利走出自己的角色（有时也称"去角色化"），从而向下一个任务出发。如果 SP 扮演的是情绪强烈的角色，那么去角色化就显得特别重要。

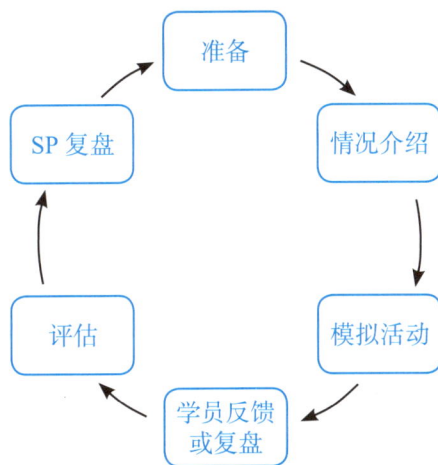

图 1.1　基于 SP 模拟教学活动的六个阶段

Cantillon 等报告了欧洲四个国家医学教育中 SP 项目的发展情况。他们的研究试图为规划地区合作建立基准信息 [10]。这项调查研究结果表明，各国内部很少交流和分享相关专业知识、观点及情境脚本，跨国交流则更少。就角色塑造培训和对学员的反馈而言，目前尚未形成一致的方法来保证培训质量。问卷的回收情况反映出许多人对区域合作有兴趣。SP 项目的成本巨大，因此在学习和发展最佳实践过程中，人们愿意分享资源，从而避免重复投资。然而，该文献作者也承认，考虑到不同国家的文化差异，及医学专业知识和医疗服务不同，跨国分享资源存在一定的挑战。本书编写的目标之一是在医学模拟领域内外分享理论、证据和实践经验。

不同于其他模拟从业者所从事的是与任务训练器、模拟人和虚拟环境相关的模拟工作，我们的模拟模式是由真实的人组成的。因此，在实践过程中，我们要有特别的考虑，比如：确保 SP 被尊重和关心，至少像对最精密的模拟人一样。我们尽力把 SP 看作助教，而不是供使用的工具，从而避免对 SP 的物化 [11]。

尽管关于 SP 方法论的研究发展迅速，但在一些重要的实践基础领域，实证仍然比较有限，例如对于 SP 的角色塑造和 SP 如何提供反馈，尚缺乏有效的训练方法。然而，基于经验和理论的证据是有价值的。对于后者来说，一个很好的例子是在 SP 角色塑造的训练中融入戏剧和艺术表演理论[12-14]。

为了保持措辞一致，本书用"学员"一词来指代教学活动的参与者，他们可能是学生或有资质的临床医师。为了在案例研究中明确特定的学员群体，本书采用了较多的专业术语。"师资"是指与SP一起工作的人，包括临床教师、助教、项目管理者、SP从业者、教育工作者或训练师等。这些工作人员在加拿大和美国之外的地区可能被视为临床技能或交流技能培训的团队成员，而不是独立存在的。

本书作者团队在书中分享了自身的特别经历和经验。本书共包括四个部分。

①**第一部分——基本框架：**包括通过对已发表文献进行主题分析，阐述当代SP实践的范畴，并对模拟实践进行综述，然后把重点从SP本身转至SP从业人员的专业社区。

②**第二部分——理论观点：**包括概述基于SP的某些教育理论，承认戏剧艺术传统对SP发展的贡献，社会学分析方法——对话分析的使用，最后介绍了SP在医学专业教育论述中扮演的角色。

③**第三部分——教学实践：**教学实践是目前SP方法论的支柱，也是本书第三部分的主要内容。这部分涵盖了教学实践的要素，包括计划、情况介绍、模拟活动、复盘和（或）反馈以及评估。

④**第四部分——案例研究：医疗卫生行业的创新**　展示不同模拟中心如何创新性地应用SP。这些案例来自不同医学专业，这些内容为不同层次、不同社会及医疗背景的学员（本科生和有资质的临床医师）设计。

⑤**第五部分——结语：**从SP方法论的理论、依据和实践回顾了本书内容，并展望了未来的机遇和挑战。

参考文献

[1] Gaba D (2007) The future vision of simulation in healthcare. Simulation in Healthcare, 2: 126-135.

[2] Nestel D, Barry K (2006) Association of Standardized Patient Educators. Medical Teacher, 28(8): 746-747.

[3] Donaldson L (2009) 150 Years of the Chief Medical Officer's Annual Report 2008. Department of Health, London.

[4] Nestel D, Tabak D, Tierney T, et al. (2011) Key challenges in simulated patient programs: an international comparative case study. BMC Medical Education, 11(1): 69.

[5] Bearman M, Nestel D, Andreatta P (2013) Simulation-based medical education. In: WalshK (ed.) The Oxford Book of Medical Education. Oxford: Oxford University Press,

186-197.

[6] Ziv A, Wolpe P, Small S, et al. (2003) Simulation-based medical education: an ethical imperative. Academic Medicine, 78(8): 783-788.

[7] Nestel D (in press) Expert Corner: standardized (simulated) patients in health professions education: a proxy for real patients? In: Palaganas J, Maxworthy J, Epps C, et al. (eds) Defning Excellence in Simulation Programs. Wolters Kluwer: Lippincott Williams & Wilkins.

[8] Nestel D, Kneebone R (2010) Authentic patient perspectives in simulations for procedural and surgical skills. Academic Medicine, 85(5): 889-893.

[9] The NHET-Sim Monash Team (2012) The National Health Education and Training-Simulation (NHET-Sim) Program. www.nhet-sim.edu.au (accessed 29 October 2012).

[10] Cantillon P, Stewart B, Haeck K, et al. (2010) Simulated patient programmes in Europe: collegiality or separate development? Medical Teacher, 32(3): e106-e110.

[11] Nestel D, Layat-Burn C, Pritchard S, et al. (2011) The use of simulated patients in medical education: Guide Supplement 42.1-Viewpoint. Medical Teacher, 33(12): 1027-1029.

[12] Sanko J, Shekhter I, Kyle R, et al. (2013) Establishing a convention for acting in healthcare simulation: merging art and science. Simulation in Healthcare, 8(4):215-220.

[13] Wallace P (2006) Coaching Standardized Patients for use in Assessment of Clinical Competence. New York: Springer.

[14] Pascucci R, Weinstock P, O'Connor B, et al. (2014) Integrating actors into a simulation program: a primer. Simulation in Healthcare, 9(2): 120-126.

[15] Kneebone R, Kidd J, Nestel D, et al. (2002) An innovative model for teaching and learning clinical procedures. Medical Education, 36(7): 628-634.

[16] Nestel D, Mobley B, Hunt EA, et al. (submitted) Confederates in healthcare simulations: not as simple as it seems. Clinical Simulation in Nursing.

第一部分
基本框架

第2章 当代标准化病人方法论的范畴

作者: *Debra Nestel, Tracy Morrison, Shane Pritchard*

关键信息

- 通过培训，标准化病人（SP）能很好地满足医务工作者多方面的学习需求，尤其是与医患沟通、职业素养及病人安全密切相关的学习需求。
- 标准化病人在医疗服务和教育领域的应用范畴逐渐扩展，比如用于团队合作和跨专业的教育。
- 有证据表明，SP 可以用于大部分医学专业，适用于所有医疗场景。
- 通过联合应用任务训练器、可穿戴设备等装备与道具，使 SP 的应用范畴在操作、手术和查体等技能培训中不断扩展。

概 要

本章旨在介绍当代 SP 应用中的角色扮演及工作环境。当前，对模拟的需求已成为一种驱动力，影响着 SP 的工作方式。SP 的应用领域主要集中在医患沟通、职业素养和病人安全等方面。最近 10 多年，我们见证了 SP 在教授和学习操作、手术及查体技能方面所发挥的作用。面具、服装和道具可以帮助 SP 扮演更多的角色。随着应用范畴的扩展，以人为基础的其他模拟还包括标准化的亲属、受训者及医务工作者等。本章在大致介绍这些应用之后，也概括了在专业方面的应用，最后是总结。

引 言

本章主要探讨了当代 SP 在社会、政治和经济因素影响下的应用范畴，推动 SP 方法论的重要驱动因素，包括病人的想法日益受到重视。需要承认的是，病人作为医疗服务的接受者，对医疗服务的体验与提供者不尽相同[1]。临床人员配置不足的压力，反而促进了以 SP 为基础的教育持续发展。对于医疗卫生行业来说，质量和安全是永恒不变的主题[2]。SP 可以在专业教育的各个阶段中用于培育病人安全理念。一直以来，病人作为被动的接受者，不得不为医学教育作贡献；如今一切变得简单，SP可以主动扮演这一重要的角色[1]。SP还可以帮助解决困难的专业问题，比如学习识别和处理伦理困境。当前对跨专业教育的兴趣，引导了以SP为基础的多种模拟，以探索专业间的合作方式。SP的标准化表演能确保在临床技能训练方面的高质量评估，所以这种基于SP的测试已经被广泛运用于国家级考试中（见第12章）。在本章中，我们着重介绍SP应用中角色扮演的内容。

目前，基于SP的场景主要用于医患沟通、职业素养和病人安全理念的学习（见图2.1）。这些临床实践的重要部分会通过情境模拟展示出来，而情境则重点聚焦于医患间的信息交流，包括采集病史、制订诊疗计划以及告知病人坏消息等。情境可以聚焦于疾病的临床特点（急性或慢性），亦可涉及人体任何系统。老年护理和心理健康是SP方法论的新兴领域。经过训练的SP应在外观、语言表达和行动上与患有某种疾病的病人一样。并且，临床推理、体格检查、诊断、操作、手术及治疗技能等方方面面的医疗情境都可以通过SP本身或混合模拟来实现。也就是说，SP与任务训练器实现无缝对接（见后续内容）。还可以尝试伦理困境或冲突的解决、差错的披露等临床问题。团队合作是基于SP培训的又一新兴领域，反映大家对基于团队的医疗运行模式有广泛的兴趣。这些情境可以是专业性的（如床旁药物管理），也可以是跨专业的（如多学科团队会诊、病人交接等）。SP可以展示病人整个生存期间的多种特点，包括不同的性格、文化、生活和工作经验、感官能力和个人需求等。

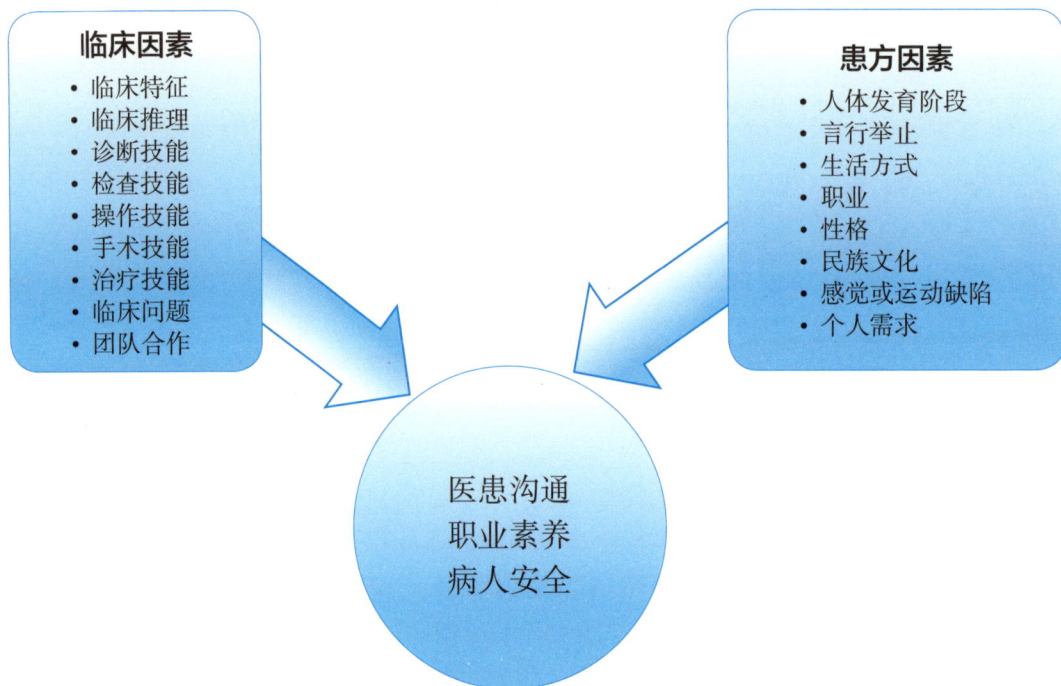

临床因素
- 临床特征
- 临床推理
- 诊断技能
- 检查技能
- 操作技能
- 手术技能
- 治疗技能
- 临床问题
- 团队合作

患方因素
- 人体发育阶段
- 言行举止
- 生活方式
- 职业
- 性格
- 民族文化
- 感觉或运动缺陷
- 个人需求

医患沟通
职业素养
病人安全

图2.1　SP的工作环境

培养临床技能的综合方法

目前，临床技能培训所发生的广泛变化影响着 SP 应用的发展。将心理活动技能逐步解构，以及脱离临床技能实践的真实情境（病人和医疗环境），这些限制促使更全面的临床技能培养方式的发展。在这里，我们将探索角色扮演的扩展，用于培养操作、手术和体格检查技能。

用于操作技能和手术技能的混合模拟

SP 以混合模拟的方式工作，也就是说，SP 要充当模拟者，目的是学习操作技能（如置入导尿管 / 穿刺置管）[3-7]、探查技能（如内镜）[8, 9] 或手术技能（如颈动脉内膜切除术）[10]。最近 10 多年来，虽然匹配 SP 的模拟设备取得了一些进步，但是很多混合模拟还是通过任务训练器（也称台式模型）实施的（见图 2.2）。

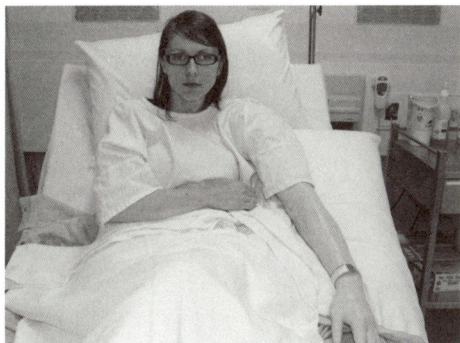

图 2.2　SP 用模拟手臂训练静脉置管

对 SP 进行混合模拟培训，要求 SP 了解临床情境的细节，以便他们可以给予真实回应。这是由伦敦帝国学院提出的 [3]，他们认为医患沟通和操作技能虽然曾经一直是分开教授的，但是两者在真实临床实践中必须同时进行。然而，学生们在实际参加临床工作以前，很少有机会练习。而混合模拟可以使整合变得容易些，并且适合培训当病人处于清醒状态时的任何临床技能。但对于病人意识不清的状态，不适合应用 SP。混合病人模拟甚至可用于步骤相当复杂的操作。如果考核的临床技能操作部位在颈部以上，那么 SP 与任务训练器的结合也是具有挑战性的。

向混合模拟中注入真实感

根据情境专门给 SP 设计服装和道具，使 SP 在外观上发生彻底改变，这是任务训练器与 SP 结合的一大进步。例如，SP 穿戴水肿袜可以配合相关的体格检查 [11]。在 SP 穿着分娩服的情境下，就很容易教授产科相关技术。分娩服将分娩模拟器与服装结合起来，实现任务训练器与 SP 无缝衔接（见第 15 章）。为达到学习目标，分娩服能表现出生理反应（如出血）。另外，通过穿着肥胖套装的 SP，医生们可以学习恰当的过床技巧[11]。为了制造完全不同的年龄和外观效果，SP 也可以戴上头罩和手套[12]。虽然不必反映特殊的病理过程，但这些道具至少能让 SP 表现一致。粘连伤口是制造创伤表现较为便捷的方式[13]（见图 2.3 和图 2.4）。就外观而言，各种各样的模拟器实现了视觉上的统一。道具的制造商往往与娱乐产业关系密切。此外，SP 还可参与一种模拟活动，即受训者使用具有特定程度的模拟器，如听诊器提供预先录制的心音（并非 SP 的）[14]，这样确保能为学员提供一致的临床线索。

模具和 SP

在基于 SP 的情境中，模具使用越来越广泛，模具的使用也因有成熟的脚本而变得简单易行[15]。模具可以提供强烈的视觉线索，如发绀、脸色苍白、大汗、瘀青和挤压区等。通过制造的呕吐物、血液、尿液、粪便以及蒸气（如酒精）等视觉和嗅觉线索，进一步增加真实感。这些技术在重大的"灾难"或"第一目击者现场"已经应用了很多年，如今在所有的 SP 应用中也逐渐成为主流（见图 2.3 和图 2.4）。

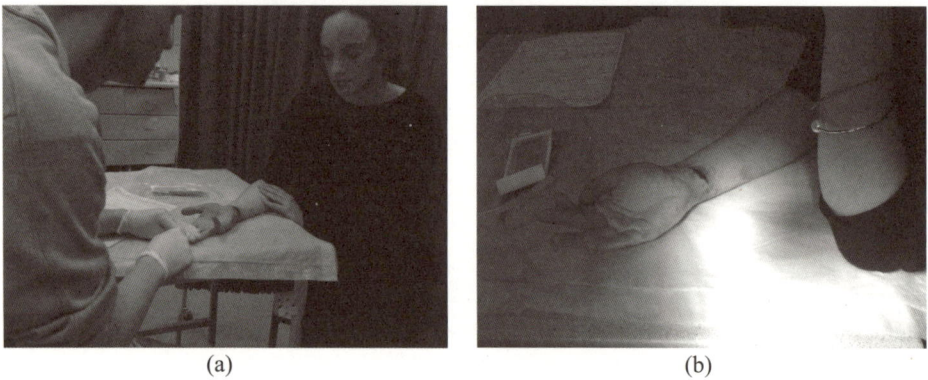

(a)   (b)

图 2.3　SP 利用印模模拟自残病人的粘连创面。图 a：广角；图 b：近景
来源：Health Cuts Ltd, www.healthcuts.com，经 Health Cuts Ltd 许可复制

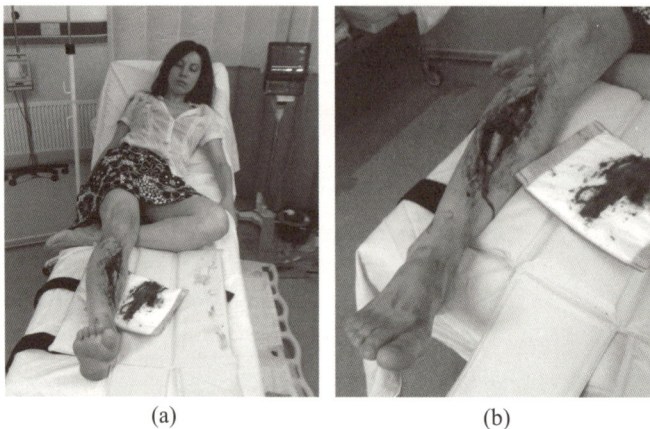

(a)   (b)

图 2.4　扮演开放性骨折的 SP。图 a：广角；图 b：近景
来源：Health Cuts Ltd, www.healthcuts.com，经 Health Cuts Ltd 许可复制

SP 体格评估和检查

体格检查是学员尤其医学生需要掌握的一项基本临床技能，通常可以用对 SP 进行体格检查的方式来测试他们对这项基本临床技能的掌握情况。在这些考试中，实际的检查由学生来实施。此外，自从 SP 的方法被首次报道后[16-18]，SP 就一直通过接受相关培训（比如描述疾病的体征），模仿身体各系统的体征（例如循环、呼吸、泌尿、消化、肌肉和骨骼系统），并对学生实施的临床检查予以回应。霍华德·巴罗（Howard Barrows）医生是 SP 方法论的先驱者，他记录了 SP 可模仿的 50 多种体征[19]。尽管 SP 的方法仍在继续发展，但为了确保演示的准确性，还是要谨慎行事。因此，发展 SP 方法论仍是一个重要的领域。

SP 私密查体

SP 工作有一种特殊形式，他们接受个体培训的目的是培养学员在一系列私密查体方面（如乳房、阴道、直肠、前列腺等部位查体）的技能。这是 SP 工作的一个特殊领域。有些术语就用来表示这种 SP。通常情况下，这些 SP 需要结伴工作，他们在心理活动、体格检查、沟通技能及职业素养教育方面发挥着重要的作用。这方面的案例研究详见第 21 章。

扩展环境中的 SP

在扩展环境中，SP 应用不再局限于模拟的问诊室，而是可以发生在每一个临床环境中（如放射室、病房、手术室、创伤现场等）。只要有医生工作的地方，就可以应用 SP。临床环境模拟的创新（比如逼真的现实背景可以提供真实环境的视觉线索）意味着 SP 需要提高对场景的认知。

隐藏身份的 SP

SP 可以隐藏身份，在真实的临床环境中工作。文献报道，在一些原位模拟中，SP 会隐藏身份进行工作[21]。在这些模拟中，SP 像零售店的神秘顾客一样，可确保对这些工作地点的受训者或医生的考察效果。这种形式虽大多应用于初级护理案例[22-24]，但有时也应用于急诊科实习生、性风险测试医生[25-26]以及药房预注册药剂师。这方面的案例研究请见第 16 章。

连续模拟

SP 也有连续模拟的工作形式，即在不同的临床环境先后发生一系列相关情境。在医疗服务中，连续模拟遵循以病人为主导的路径。例如，在第一个情境中，外科学员在操作前进行评估，并取得 SP 的知情同意；在第二个情境中，学员在模拟手术室内实施腹腔镜操作（非 SP）；第三个情境，可能涉及出院计划（SP）。这些情境通常在时间上经过压缩，即几天内发生的互动通常呈现于一次任务中。连续模拟的特色是学员参与病人的整个医疗服务过程。在当今以任务为关注点的培训体系中，这往往是缺失的。然而，对于显著性的单一情节模型亦有例外，比如在为期10周的药学项目中，学员与模拟家庭互动[27]，学员有机会在整个项目中与家庭成员建立并保持关系。比如，在管理慢性病病人的过程中，学员与 SP 关系的深入将有助于学员得到更深层次的反馈[28, 29]。

其他模拟角色

SP 角色的扩展，比如 SP 扮演亲属、受训者、医学生及有资质的医疗人员等角色，对"标准化病人"这个术语提出了挑战[30-32]。在基于人体模型的模拟中，SP 扮演医疗人员已司空见惯，例如 SP 可以通过高科技模拟，扮演专业医务人员（如医疗助手）。

标准化病人和真实病人

SP 是用来代替真实病人的，因此，思考如何让 SP 更接近真实病人是非常重要的。Nestel 等提出，通过采取 SP 与真实病人一起工作的方法来深入角色，包括角色形成、表演及反馈过程[33-35]。为了弥补临近毕业学生采集复杂病史的差异，作者在该项研究中进行了改进[34]。在医学生临床轮转中，提供给他们的许多情境通常只关注于一个点。然而，真实病人常有多种病理学变化。因此，该研究邀请了一些有复杂病史的病人参与与临床教师的合作中，使 SP 与真实病人更贴近。真实病人与 SP 直接分享个人体验及临床信息，这对于 SP 来说是全新的体验。事实证明，这个过程对 SP 是非常有益的，而且以最令人信服的方式来提醒 SP 他们是谁的替身[36]。

研究中的 SP

研究项目目标广泛，文献记录了 SP 在其中的作用，即研究不关注于 SP 本身，而是关注临床实践的组成部分（比如临床推理）[17]，以及移动远程呈现[37]和遥现[38]等新科技的使用。

SP 在各专业应用的具体说明

在这里，我们具体说明 SP 在临床、护理、药学和物理治疗等专业的应用。

临 床

有一些报道和综述[17, 19, 23, 39-44]阐述了 SP 在整个医学专业培训过程中对学员的贡献。在本科阶段，SP 主要帮助医学生培养以病人为中心的医患沟通技巧。也有证据证明，SP 对图 2.1 所列的所有领域都有贡献。SP 在客观结构化临床考试的终结性评价中发挥了至关重要的作用。

护 理

也有大量文献报道了 SP 对护理教育的贡献。在教学[45-50]和评估[51-53]环节，SP 分别与本科生、留学生、高年级的护理实习生和护士合作。已报道的 SP 情境包括沟通技巧[46, 48, 49]、查体技能[54, 55]、安全手动操作[53]、个人护理咨询（如提供口腔护理的建议）、导尿和灌肠的混合模拟[53]等。

药 学

SP 对药学教育也作出了贡献，如培养学员的沟通技能、病人评估技能和健康宣教的能力；隐藏身份的 SP 在社区药物咨询方面也作出了贡献[56-59]，包括对药剂师能力的各种评估，如辨别问题的性质和严重性，以便确定最佳治疗方案，或根据其表现确定是否有必要进行进一步诊疗或转诊。有研究专门介绍哮喘的教育[60]、咨询技巧[61]、非处方药建议[56]和提供紧急避孕药[58]等，SP 则常受邀提供反馈意见。

物理治疗

在物理治疗教育方面，SP 有助于对肌肉骨骼、心血管、呼吸及神经系统的教学和评估。开发的 SP 脚本易于培养医患沟通[62]、职业素养[63-65]、临床思维[63, 66]及体格检查[67, 68]方面的技能。随机对照试验表明，与接受常规 4 周临床实习的学员相比，用基于 SP 的实践替代 25% 的 4 周临床实习，其学习效果相当[67, 69]。异常步态的呈现，以及病人不同体位的转变（例如从卧位到坐位，再到站立位，从床上到椅子上），已经可以通过 SP 来实现。运动障碍的示范→练习→建设性的反馈，已被 SP 培训师成功地用于 SP 培训中。

小 结

本章介绍了当代 SP 方法论的范畴。医疗服务和教学实践的历史及其广泛影响，直接决定了当代 SP 方法论的应用。SP 应用范围受限的原因不是缺乏资源，而是缺乏创造性。这里介绍的很多实践的成本不高，但却是对当前临床技能课程和医疗问题最合适的解决方案。实践领域的拓宽意味着，当 SP 有新的工作方式时，SP 和教师们需要想办法确保 SP 已经准备好并经过良好的培训。让 SP 作为参与者加入这些发展中，未来值得期待。

参考文献

[1] Nestel D, Bentley L (2011) The role of patients in surgical education. In: Fry H, Kneebone R (eds) Surgical Education: Theorising an Emerging Domain. Dordrecht: Springer, 151-168.

[2] Donaldson L (2009) 150 Years of the Chief Medical Officer's Annual Report 2008. Department of Health, London.

[3] Kneebone R, Kidd J, Nestel D, et al. (2002) An innovative model for teaching and learning clinical procedures. Medical Education, 36(7): 628-634.

[4] Kneebone R, Nestel D, Bello F, et al. (2008) An Integrated Procedural Performance Instrument (IPPI) for learning and assessing procedural skills. Clinical Teacher, 5: 45-48.

[5] LeBlanc VR, Tabak D, Kneebone R, et al. (2009) Psychometric properties of an integrated assessment of technical and communication skills. American Journal of Surgery, 197(1): 96-101.

[6] Moulton CA, Tabak D, Kneebone R, et al. (2009) Teaching communication skills using the Integrated Procedural Performance Instrument (IPPI): a randomized controlled trial. American Journal of Surgery, 197(1): 113-118.

[7] Kneebone R, Nestel D, Yadollahi F, et al. (2006) Assessing procedural skills in context: exploring the feasibility of an Integrated Procedural Performance Instrument (IPPI). Medical Education, 40(11): 1105-1114.

[8] Kneebone R, Nestel D, Taylor P (2003) Can 'performing' a procedure help students explain it to their patients? Medical Education, 37(5): 481-482.

[9] Kneebone RL, Nestel D, Moorthy K, et al. (2003) Learning the skills of flexible sigmoidoscopy—the wider perspective. Medical Education, 37(Suppl 1): 50-58.

[10] Black SA, Nestel DF, Horrocks EJ, et al. (2006) Evaluation of a framework for case development and simulated patient training for complex procedures. Simulation in Healthcare, 1(2): 66-71.

[11] Eriter Creations (2013) SimLeggings, http://simleggings.com/(accessed 5 September 2013).

[12] CQUniversity (2013) Mask-Ed, http://www.cqu.edu.au /masked (accessed 4 September 2013).

[13] HealthCuts (2013) Realistic Training Models for Medical Simulation. http://www.healthcuts.com/(accessed 4 September 2013).

[14] Lecat P (2013) Lecat's Ventriloscope. http://www.simply -sim.com/(accessed 4 September 2013).

[15] Merica B (2012) Medical Moulage: How to Make Your Simulations Come Alive. Philadel phia, PA: E.A. Davis Company.

[16] Barrows HS (1968) Simulated patients in medical teaching. Canadian Medical Association Journal, 98(14): 674-676.

[17] Barrows HS (1993) An overview of the uses of standardized patients for teaching and evaluating clinical skills. Academic Medicine, 68(6): 443-451; discussion, 451-453.

[18] Wallace P (2006) Coaching Standardized Patients for use in Assessment of Clinical Competence. New York: Springer.

[19] Cleland J, Abe K, Rethans J (2009) The use of simulated patients in medical education: AMEE Guide No. 42. Medical Teacher, 31(6): 477-486.

[20] Kneebone R, Arora S, King D, et al. (2010) Distributed simulation-accessible immersive training. Medical Teacher, 32(1): 65-70.

[21] GordonJ, Sanson-Fisher R, Saunders NA (1988) Identification of simulated patients by interns in a casualty setting. Medical Education, 22(6): 533-538.

[22] Luck J, Peabody J (2002) Using standardised patients to measure physicians' practice: validation study using audio recordings. BMJ, 325(679): 1-5.

[23] Rethans J, Gorter S, Bokken L, et al. (2007) Unannounced standardised patients in real practice: a systematic literature review. Medical Education, 41: 537-549.

[24] Rethans JJ, Drop R, Sturmans F, et al. (1991) A method for introducing standardized (simulated) patients into general practice consultations. British Journal of General Practice, 41(344): 94-96.

[25] Russell NK, Boekeloo BO, Rafi IZ, et al. (1991) Using unannounced simulated patients to evaluate sexual risk assessment and risk reduction skills of practicing physicians. Academic Medicine, 66(9 Suppl): S37-S39.

[26] Russell NK, Boekeloo BO, Rafi IZ, et al. (1992) Unannounced simulated patients' observations of physician STD/HIV prevention practices. American Journal of Preventive Medicine, 8(4): 235-240.

[27] Austin Z, Tabak D (1998) Design of a new professional practice laboratory course using standardized patients. American Journal of Pharmaceutical Education, 62: 271-279.

[28] Linssen T, van Dalen J, Rethans J (2007) Simulating the longitudinal doctor patient relationship: experiences of simulated patients in successive consultations. Medical Education, 41(9): 873-878.

[29] Linssen T, Bokken L, Rethans JJ (2008) Return visits by simulated patients. Medical Education, 42(5): 536.

[30] Kassab ES, King D, Hull LM, et al. (2010) Actor training for surgical team simulations. Medical Teacher, 32(3): 256-258.

[31] Nestel D, Black SA, Kneebone RL, et al. (2008) Simulated anaesthetists in high fidelity simulations for surgical training: feasibility of a training programme for actors.

Medical Teacher, 30: 407-413.

[32] Nestel D, Van Herzeele I, Aggarwal R, et al. (2009) Evaluating training for a simulated team in complex whole procedure simulations in the endovascular suite. Medical Teacher, 31(1): e13-e18.

[33] Nestel D, Cecchini M, Calandrini M, et al. (2008) Real patient involvement in role development evaluating patient focused resources for clinical procedural skills. Medical Teacher, 30: 795-801.

[34] Nestel D, Kneebone R (2010) Authentic patient perspectives in simulations for procedural and surgical skills. Academic Medicine, 85(5): 889-893.

[35] Nestel D, Tierney T, Kubacki A (2008) Creating authentic roles for simulated patient roles: working with volunteers. Medical Education, 42(11): 1122.

[36] Nestel D (in press) Expert Corner: Standardized (simulated) patients in health professions education: a proxy for real patients? In: Palaganas JC, Maxworthy JC, Epps CA, et al. (eds) Defning Excellence in Simulation Programs. Wolters Kluwer: Lippincott Williams & Wilkins.

[37] Nestel D, Sains P, Wetzel CM, et al. (2007) Communication skills for mobile remote presence technology in clinical interactions. Journal of Telemedicine and Telecare, 13(2): 100-104.

[38] Krogh K, Gray K, Nestel D (in press) Teleconfer encing in rural and remote medical education: focus on TelePresence. In: Chater B, et al. (eds) Rural Guidebook on Medical Education. Rural and Remote Health.

[39] Howley L, Gliva-McConvey G, Thornton J (2009) Standardized patient practices: initial report on the survey of US and Canadian medical schools. Medical Education Online, 14(7).

[40] May W, Park J, Lee J (2009) A ten-year review of the literature on the use of standardized patients in teaching and learning: 1996—2005. Medical Teacher, 31: 487-492.

[41] Bokken L, Linssen T, Scherpbier A, et al. (2009) Feedback by simulated patients in undergraduate medical education: a systematic review of the literature. Medical Education, 43: 202-210.

[42] Bokken L, Rethans JJ, van Heurn L, et al. (2009) Students' views on the use of real patients and simulated patients in under-graduate medical education. Academic Medicine, 84(7): 958-963.

[43] Lane C, Rollnick S (2007) The use of simulated patients and role-play in communication skills training: a review of the literature to August 2005. Patient Education and Counseling, 67(1-2): 13-20.

[44] Wallace J, Rao R, Haslam R (2002) Simulated patients and objective clinical structured examinations: review of their use in medical education. Advances in Psychiatric Treatment, 8: 342-348.

[45] Becker KL, Rose LE, Berg JB, et al. (2006) The teaching effectiveness of standardized patients. Journal of Nursing Education, 45(4): 103-111.

[46] Eid A, Petty M, Hutchins L, et al. (2009) "Breaking bad news": standardized patient intervention improves communication skills for hematology-oncology fellows and advanced practice nurses. Journal of Cancer Education, 24(2): 154-159.

[47] Gillett B, Peckler B, Sinert R, et al. (2008) Simulation in a disaster drill: comparison of high-fidelity simulators versus trained actors. Academic Emergency Medicine, 15(11): 1144-1151.

[48] Ramsay J, Keith G, Ker JS (2008) Use of simulated patients for a communication skills exercise. Nursing Standard, 22(19): 39-44.

[49] Wakefield A, Cooke S, Boggis C (2003) Learning together: use of simulated patients with nursing and medical students for breaking bad news. International Journal of Palliative Nursing, 9(1): 32-38.

[50] Webster D, Seldomridge L, Rockelli L (2012) Making it real: using standardized patients to bring case studies to life. Journal of Psychosocial Nursing and Mental Health Services, 50(5): 36-41.

[51] Bolstad AL, XuY, ShenJJ, et al. (2012) Reliability of standardized patients used in a communication study on international nurses in the United States of America. Nursing and Health Sciences, 14(1): 67-73.

[52] Bornais JA, Raiger JE, Krahn RE, et al. (2012) Evaluating undergraduate nursing students' learning using standardized patients. Journal of Professional Nursing, 28(5): 291-296.

[53] Yoo MS, Yoo IY (2003) The effectiveness of standardized patients as a teaching method for nursing fundamentals. Journal of Nursing Education, 42(10): 444-448.

[54] Luctkar-Flude M, Wilson-Keates B, Larocque M (2012) Evaluating high-fidelity human simulators and standardized patients in an undergraduate nursing health assessment course. Nurse Education Today, 32(4): 448-452.

[55] Vessey JA, Huss K (2002) Using standardized patients in advanced practice nursing education. Journal of Professional Nursing, 18(1): 29-35.

[56] Watson MC, Cleland JA, Bond CM (2009) Simulated patient visits with immediate feedback to improve the supply of over-the-counter medicines: a feasibility study. Family Practice, 26(6): 532-542.

[57] Watson MC, Skelton JR, Bond CM, et al. (2004) Simulated patients in the com-

munity pharmacy setting. Using simulated patients to measure practice in the community pharmacy setting. Pharmacy World and Science, 26(1): 32-37.

[58] Weiss MC, Booth A, Jones B, et al. (2010) Use of simulated patients to assess the clinical and communication skills of community pharmacists. Pharmacy World and Science, 32(3): 353-361.

[59] Xu T, de Almeida Neto AC, Moles RJ (2012) A systematic review of simulated-patient methods used in community pharmacy to assess the provision of non-prescription medicines. International Journal of Pharmacy Practice, 20(5): 307-319.

[60] Dolovich L, Sabharwal M, Agro K, et al. (2007) The effect of pharmacist education on asthma treatment plans for simulated patients. Pharmacy World and Science, 29(3): 228-239.

[61] Horvat N, Koder M, Kos M (2012) Using the simulated patient methodology to assess paracetamol-related counselling for headache. PLoS ONE, 7(12): e52510.

[62] Jull G, Wright A, McMeeken J, et al. (2010) National Simulated Learning Project Report for Physiotherapy. Health Workforce Australia.

[63] Black B, Marcoux BC (2002) Feasibility of using standardized patients in a physical therapist education program: a pilot study. Journal of Physical Therapy Education, 16(2): 49-56.

[64] Cahalin LP, Markowski A, Hickey M, et al. (2011) A cardiopulmonary instructor's perspective on a standardized patient experience: implications for cardiopulmonary physical therapy education. Cardiopulmonary Physical Therapy Journal, 22(3): 21-30.

[65] Hayward LM, Blackmer B, Markowski A (2006) Standardized patients and communities of practice: a realistic strategy for integrating the core values in a physical therapist education program. Journal of Physical Therapy Education, 20(2): 29-37.

[66] Lewis M, Bell J, Asghar A (2008) Use of simulated patients in development of physiotherapy students' interpersonal skills. International Journal of Therapy and Rehabilitation, 15(5): 221-227.

[67] Blackstock FC, Watson KM, Morris NR, et al. (2013) Simulation can contribute a part of a cardiorespiratory physiotherapy clinical education. Simulation in Healthcare, 8: 32-42.

[68] Ladyshewsky R, Baker R, Jones M, et al. (2000) Reliability and validity of an extended simulated patient case: a tool for evaluation and research in physiotherapy. Physiotherapy Theory and Practice, 16(1): 15-25.

[69] Watson K, Wright A, Morris N, et al. (2012) Can simulation replace part of clinical time? Two parallel randomised controlled trials. Medical Education, 46(7): 657-667.

第 3 章

基于标准化病人的学习活动内容和过程

作者：*Jill E Thistlethwaite, George D Ridgway*

▶▶ 关键信息

- 模拟活动的设计源于很多学习理论，比如体验式学习理论。
- 必须设定学习结果，且模拟活动要达到相应成果。
- 应该清楚地阐明 SP 的表现分级。
- 教师需要学员和学习环境的详细信息。
- 对学员的反馈涉及同伴、SP 和教师三方。
- 评价对于未来发展很重要。

概　要

本章我们探讨模拟活动的内容和过程，以及进行这些活动所需要了解的学员以前的知识和经验。我们强调设定学习结果的重要性，以及学习结果与学习活动之间要相匹配的重要性。学习计划还包括实践过程中的一些细节，比如学员的人数、可利用的学习环境以及 SP 需要的技能。时间安排灵活也是很重要的，以满足学员的需要，并形成反馈和重复。评价和评估也是至关重要的。

引　言

SP 方法论与其他的医学教育方法论有很多共同之处，他们都需要同时关注内容和过程（见框 3.1）。内容包括预期的学习结果，以及与这些学习结果相匹配的学习活动计划。过程则侧重于学员、学习方法，以及学员们如何学习从而实现所设定的学习结果。在设计和规划 SP 的模拟课程时，除需要考虑实际因素外，还需要考虑学习理论（见框 3.2）。

框 3.1　模拟课程的内容和过程要素

内容

- 设定的学习结果（学习结果如何与学员的其他教学项目相适应）。
- 学习活动。
- 评价，包括形成性评价和终结性评价。

过程

- 学习理论和方法论，包括反馈的类型。
- 迎新和破冰活动。
- 任务简介和复盘。

框 3.2　设计 SP 课程时需要了解的实际因素

- 学员的数量和类型。
- 在所要涉及的话题中，学员已经知晓的部分。
- 学员之前与 SP 合作的经历（如果有）。
- 学员们以前是否一起学习或工作。
- 课程的数量和持续时间。
- 教师的数量和经验。
- 学习环境——空间大小和布局。
- 可利用的设施——桌子、活动挂图、电脑、投影仪、人体模型及视听记录。
- 所需要和可利用的 SP 的数量、经验和角色。
- 培训师和 SP 可能需要的情况和（或）培训类型介绍。
- 经费预算。
- 课程或项目如何评估。

内　容

学习结果

当今医学教育的趋势是预先设定学员在教学活动结束时所要达到的学习结果。试运行环境中的模拟（包括 SP 模拟）的学习结果主要基于广泛的课程体系进行预先设定。对于职业发展中等级较高的学员，可以在课程开始前或开始时由学员自己设定学习结果。为了提高沟通或问诊技能、团队合作和其他技能，刚开始时可以设立较宽泛的学习目标。学员当时所设立的目标越具体，意味着教师和 SP 越需要灵活地提供相应的内容。

在规划教学内容时，了解学习结果非常重要，了解学员的知识水平及先前的学习经验也很重要。需要考虑的问题有：

- 此模拟课程如何与学员正在进行的其他课程相适应？
- 该模拟课程处于整个课程体系的哪一部分？
- 关于这个课程的主题和内容，学员已经了解多少？

学习结果应与恰当且相关的模拟教学活动相匹配，且所有学员都能够完成这些模拟教学活动。课程结束时，应再次回顾学习结果，以确保全部涵盖。目标有时可能未能全部实现，这就需要进一步学习并且通过实践来巩固。

评价

形成性评价和终结性评价可为学员提供证明，以证明学习结果已经取得，并且也是告知学员和教师学习已完成。学习结果、学习活动和评价按建构主义进行，并从学习经验中促生新的观念[1]。并不是所有的模拟课程都有正式的评价，但它们通常包括反馈，反馈是形成性评价的一种形式。现在，形成性评价通常指为了学习进行的评价[2]，应该包括学员与 SP 间的讨论，而不仅仅是无对话的信息传递和接收。学员应该能利用反馈来计划进一步的学习和实践。终结性评价（学习的评价）一般在课程、学期或学年末进行，根据模拟课程与整个课程体系如何更匹配而定。

过　程

体验性学习

虽然获取知识的方式有很多种，比如读书或课堂学习，但提高技能的最佳方式还是通过实践巩固学习。对于医疗行业，这意味着要通过循序渐进的体验式学习，而不是在真实临床工作中通过问诊可能很痛苦或脆弱的病人而学习。模拟教学的方式促进了在做中学习和在经验中学习。因此，有效的 SP 教学活动设计通常包括学员间的互动，以及学员与 SP 间的互动。学员可以根据 Kolb 的体验式学习圈在工作场所学习[3]，而该过程在结构化模拟课程中进行会更可控（见图 3.1）。模拟学习的优势在于在模拟教学的重点学习中，小组成员不仅能观察和反思学员个人的学习过程，而且能进一步观察和反思他们如何促进学员技能培养[4]。这种社会学习与 Vygotsky 理论相一致，其认为一个人单独学习时所学较少，而在经验丰富的同事或同龄人的指导和鼓励下则能学到更多。

设计者和教师需要了解学员是否熟悉互动和小组学习，他们是否有过角色扮演或模拟的经验，以及他们以前是否在一起学习或工作过。这些信息有助于为模拟教学定位和活跃气氛；在任务开始前，这些活动能帮助学员互相熟悉，使其在一起工作时更舒适。

学习活动期间或之后对模拟的反馈有助于将沟通的理论与实践相联系。学员需要暂停新知识的学习来回顾理论知识或先前所学的知识，以应对具有挑战性的互动。经验不足的教师可能会在一次课程中安排太多的内容，而低估了围绕模拟教学活动本身进行讨论所需要的时间。模拟学习环境的价值在于，所有的教师、同伴和 SP 都可以为学员提供学习提示，以助于学员回顾和提升。因此，必须保证有充足的时间来反思和复习。

特别要注意，每次课程结束前的反思是很重要的。学员和 SP 需要从角色中走出来，以识别并消除负面情绪，并解决 SP 已识别并查找出的那些教师可能不会注意到的问题。在学员离开之后，我们通常需要用更多时间来消除 SP 的负面情绪，这也包括使 SP 从角色中抽离出来，特别是当 SP 涉及挑战性或亲密性的情感时，比如处理侵犯、告知坏消息或寻求不恰当的药物等。此外，可能还需要额外的时间来讨论课程本身，规划进一步的课程来扩展学习结果，并考虑将来如何改进课程。

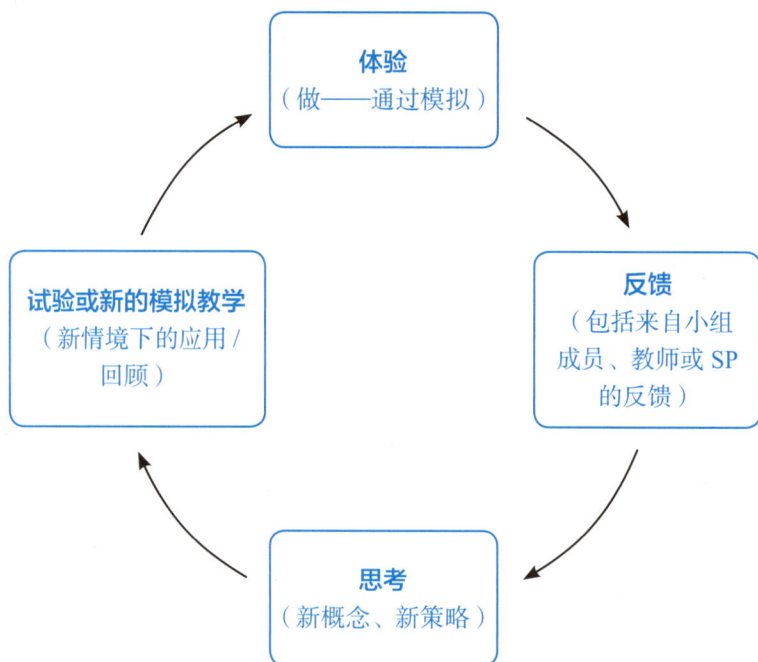

图 3.1　Kolb 体验式学习圈在模拟教学活动中的应用 [3]

学习活动

一般来说，经验不足的学员比经验丰富的学员更需要程序化的教学活动。但是，教师和 SP 需要做好应对突发事件和情绪的准备。虽然给模拟过程提前设置时间表是很有用的，但不必严格遵循每一分钟的安排，仅将它作为指导会更好。这样可以允许学员控制课程的进度，并或多或少地实践某项技能。框 3.3 给出了一个常规模拟课程的例子，其持续 2.5 小时，并附有大致的时间安排指南。

框 3.3　示例——用 SP 进行体验式学习

- 引言和对学员的期望（10 分钟）。
- 预期的学习结果——根据学员的需求做其他设定（10 分钟）。
- 设置场景——教学活动概述（5 分钟）。
- 模拟指引或恰当且相关的破冰（15 分钟）。
- 体验式学习模式（5 分钟）。
- 所需理论知识更新（基于学员现有知识储备）（10 分钟）。
- 教师和 SP 在模拟活动中要有复盘的时间，并且在每个活动结束后都要有反思（每 20～30 分钟有短暂的休息，视情境而定）。
- 对整个活动进行讨论和反馈（15 分钟）。
- 回顾学习结果（5 分钟）。
- 规划下一阶段的学习（10 分钟）。
- （评估）。
- 评价（5 分钟）。

　　在模拟教学中，与有经验的学员合作可减少对结构的需求，并允许教师适当调整教学活动，以满足课程开始时阐明的具体要求。一起学习的医疗人员会分享自己丰富的临床经验，这些经验可以作为学习的基础。如果学习活动基于小组学员详细讲述的例子，那么学习活动会更有效。在向学员发送课程信息时，可以要求他们提供所希望使用的特定情境的细节。这样可以预留时间来计划或确保引入年龄或性别合适的 SP。当然，有经验的教师和 SP 基本不需要准备就可以合作开展一个案例。

影响设计的实际考虑

学　员

　　所有学员都可以参与 SP 相关的模拟学习课程，他们可以是低年级的学生，也可以是高年级的学生或有经验的医生。如果多个专业混合（跨专业学习）进行学习，经验和期望也会多种多样。为了开发合适的脚本，必须清楚学员的数量、目标和经验。理想的情况是所有学员都有机会参与模拟。如果是连续性课程，而不是一次性教学活动，就应该有更灵活地进行学习，使参与机会均等。如果小组成员之间以前没有一起合作过，则还需要有时间来介绍和制定基本规则。如果学员都没有与 SP 合作过，那么需要花时间来解释 SP 方法。

标准化病人

　　活动的设计受当前的 SP 数量和类型的限制。SP 不是无偿自愿的，在早期阶段就需要将付给他们的报酬做到预算成本里。部分模拟还需要人体模型和其他设备。了解

SP 的参与程度，把他们的时间考虑在内，如果资金受限，那么当 SP 在场时要确保他们在参与模拟活动，而不是在等待。

根据 SP 的经验，需要考虑对他们进行培训的时间，以及决定他们如何参与计划、评价和评估。在招聘有经验的 SP 时，为实现适当的组合技能的培训，他们的工作水平需要具体化，而且与角色扮演、反馈和引导相关。根据 Thistlethwaite 和 Ridgway 的观点 [6]，SP 实践水平分级如下。

- 扮演设计完整、有详细脚本的角色（对于终结性评价很常见）；不给反馈。
- 扮演设计完整、有相对详细脚本的角色；在教师引导的课程中给予去角色的反馈。
- 扮演设计完整的角色；在教师引导的课程中给予去角色的反馈。
- 能根据互动和学习结果调整角色，不需要精心编写的脚本。
- 能根据学员的经验，与学员合作并深化课程中扮演的角色。
- 为达到想要的学习结果而调整反馈模式。
- 为考试扮演设计完整的角色；仅就学员的沟通或相关技巧进行打分。
- 为考试扮演设计完整的角色；在没有其他观察者 / 评价者在场的情况下，对学员按预设进行的表现打分。
- 在课程中能激励一个小组。

场地 / 学习空间

由于模拟学习是互动式的，可能会比较嘈杂，所以需要一个大的、地面平整的房间，而很难在有坡度的阶梯教室进行。但我们曾有一次在一个大型酒店会议室成功组织了模拟学习，学习中包括近 100 名学员、1 名专家教师和 1 名有经验的 SP。模拟所需要的道具通常很少。可以给 SP 提供衣服、酒瓶或创伤绷带等类似的物品。如果情境涉及体格检查，但课程中并不执行，那么教师会提供记录有相关检查结果的考试卡片。例如，如果情境涉及咳嗽的病人，考试卡片上可能会写"体温：正常；脉搏：75 次 / 分，规律；血压：130/80mmHg；胸部：呼吸音清"。

在模拟学习中，电脑和投影仪都很有用。有重放功能的视频设备有助于回顾学习表现，并加强反馈，但其并不是必需的。最先进的有录像或单面镜子的问诊室会限制学员的数量，但对于高仿真的情境很有用。评估需要多个房间，方便考生在其间流动。

情境和角色

本章我们考虑通用的设计原则，而非特定的情境。但是，提高学习体验的质量和教育效果是有规可循的。

SP 角色应尽可能真实，并以设定的学习结果以及学员先前的知识和经验为基础。然而，需要记住，互动是模拟出来的，但模拟总会有一些失真，因为地点、时间、观察或为了匹配特定的学习结果而将事情分成不同阶段。SP 也可以根据需要进入或脱离角色，但如果已在情况介绍阶段向学员说明，并不一定会影响学习的真实感。

为达到真实感，角色的设定最好以真实病人（或其他学员）的遭遇为基础（见第9章）。医疗行业有可以利用的事件库。虽然模拟仅涉及整个故事的部分片段，但了解短期和长期的结果是有帮助的。这些故事仅供专业人员参考。SP 可以从病人或其他类型角色（比如家庭成员、学生或医务人员）的角度对角色塑造提出不同的观点，以帮助开发角色。真实的病史常常看起来不可思议，所以要告知学员这些情境基于真实生活，从而减少模拟情境的"肥皂剧"属性。需要注意，不能通过角色识别具体的病人，所以应用真实故事时需要对某些部分进行修改。如果没有合适的 SP，比如年龄或性别恰当的 SP，那么有必要对角色进行调整。

教师往往有很多情境需要 SP 在其中扮演角色。因此，有必要开发新角色或将旧角色改编，以适应课程、学员和学习结果的需要。对 SP 进行新角色培训也需要在预算和时间表中予以考虑。如果 SP 以前没与特殊类型的学员合作过，那么也有必要进行培训。有经验的 SP 能根据大纲自己开发角色，可以不需要培训，但是教师和 SP 在课程开始前仍需要会面，以确保整个模拟教学过程万无一失。

课程的计时和节奏

如前所述，时间表是有用的但需要灵活使用。如果有多个并行的模拟教学活动，并且 SP 和（或）学员必须从上一站换到下一站，计时当然很重要。在正式场合下（通常在终结性评价中），时间表必须由专门的计时员严格控制。在其他高度结构化的课程中，教师需要跟上时间安排。最重要的时间是整个课程的开始和结束的时间。课程开始晚则可能破坏整个模拟教学的可信度，而超时会引起焦虑。守时也是职业素养的体现。

评 价

需要思考评价的类型和用时。可能有标准的机构评定表，但是这种表有可能捕捉不到设计者、教师和 SP 想了解的课程内容。评价是探究一个学习课程或项目在教育方面是否有用，以及它已经或可能产生的影响。可以在课程结束时以小组讨论的形式进行评价，也可以采用更正式的书面评价或问卷调查的形式进行评价。对于当天的短期评价，学员没有时间反思所学内容。而长期评价有助于了解学员所获得的知识和技能，以及查明所学知识是否已应用到实践中。如果有意发表评价数据，那么在收集数据之前必须取得相关的伦理许可。

评价通常侧重于教育干预的成果。常见的结果评价模型是 Kirkpatrick 和 Kirkpatrick 所提供的[7]，其涵盖四种类型的结果数据。这些有助于设计者考虑他们想评价什么，以及什么可以有助于设计进一步提升质量的培训课程。相应分级的评价问题举例如下：

Ⅰ.学员的反应和满意度：学员喜欢这些课程吗？情境与他们的学习和经验有关联吗？他们有足够的机会参与模拟吗？反馈充分吗？有用吗？

Ⅱ.学习结果——知识和技能的获得：学员取得学习结果了吗？

Ⅲ.表现提高和行为改变：因为模拟活动，学员改变行为了吗？

Ⅳ.病人／健康／教育成果：是最难评估和最常被忽略的部分。

成果衡量标准通常基于对学习后变化的自我评估，特别是 Kirkpatrick Ⅰ、Ⅱ级提出的问题类型。更多客观的测量方法包括干预前后技能的评估、基于工作表现的评估、mini-CEX 和（或）多源反馈、病人或学生满意度评分，以及对学员和教师的表现进行长期评估等。现实主义评估采取不同的方法：什么有效，对谁有效，在什么情况下有效，对什么方面有效，有效到什么程度，以及为什么有效[8]？这种方法还能探究不想要和想要的效果，这两种效果在标准的成果测评中有可能都难以显现。

🔵 小 结

学习结果可来自课程体系或需求分析。应该在模拟教学开始前讨论和明确预期的学习结果，以确保实现。程序化和可控的模拟教学更适用于低年级学员，或特定的评估目的。更丰富和开放的模拟教学可以应对复杂的学习需求。在反思阶段，由同伴、SP 和教师组成的团队帮助学员将以学习结果为导向的理论模型与实践相结合。在一次成功的学习体验中，所有学员都积极参与其中，并收获知识和技能。评价是保证学习活动质量的重要手段。

参考文献

[1] Biggs JB, Tang C (2007) Teaching for Quality Learning at University: What the Student Does, 3rd edn. Maidenhead: McGraw-Hill/Society for Research in Higher Education and Open University Press.

[2] Boud D, Falchikov N (2007) Rethinking Assessment in Higher Education: Learning for the Longer Term. Routledge, Abingdon.

[3] Kolb DA (1993) The process of experiential learning. In: Thorpe M, Edwards R, Hanson A (eds) Culture and Processes of Adult Learning. Routledge, Abingdon: 138-157.

[4] Elwyn G, Greenhalgh T, Macfarlane F (2001) Groups. A Guide to Small Group Work in Healthcare, Management and Research. Abingdon: Radcliffe Medical Press.

[5] Vygotsky LS (1978) Mind and Society: the Development of Higher Psychological Processes. Cambridge, MA: Harvard University Press.

[6] Thistlethwaite JE, Ridgway G (2006) Making It Real. A Practical Guide to Experiential Learning. Abingdon: Radcliffe Medical Press.

[7] Kirkpatrick D, Kirkpatrick J (2006) Evaluating Training Programs: the Four Level Model. San Francisco: Berrett-Koehler.

[8] Pawson R, Tilley N (1997) Realistic Evaluation. London: Sage.

第4章

实践共同体和标准化病人方法论

作者：*Debra Nestel, Jan-Joost Rethans, Gayle A Gliva-McConvey*

▶▶ 关键信息

- 虽然 SP 从业者的岗位描述因当地要求不同而异，但他们负责 SP 实践的方方面面。
- SP 从业者目前还没有明晰的职业发展路径。
- 专业协会、互联网和学会在 SP 从业者发展中发挥着重要作用。
- 实践共同体的理念提供了一个宝贵的视角，可以一窥职业认同和职业技能如何发展。

概　要

本章的目的是探讨 SP 从业者的职业发展。SP 从业者，也称教育工作者或培训师，负责 SP 教学和评估活动的方方面面。目前，SP 从业者还没有明晰的职业发展路径。我们应用实践共同体的理念来考虑专业协会会如何影响职业认同和实践的发展。本章描述了 SP 方法论的历史背景，探讨了与更广泛医疗模拟团体的交叉领域和存在的距离。近年来，虽然各种模拟形式不断融合，但是 SP 方法论常被从其他模拟和教学实践中脱离出来。SP 实践的不断扩展也见证了其专业协会的发展，专来协会的中心任务是以 SP 为核心的教育。

引　言

本章试图回答这些问题：SP 从业者（教育工作者或培训师）是谁，实践的途径是什么，他们如何形成专业特长？

我们认为 SP 从业者是负责管理所有（或部分）基于 SP 教学和评估活动的人员（见框 4.1），并反映在图 1.1 所示的各个模拟阶段。尽管这个角色很宽泛、复杂，但对于 SP 从业者来说，当前还没有正式的职业发展路径。我们应用实践共同体的理念[1, 2]，观察其在支持 SP 从业者职业认同和实践发展中的作用。我们记录了当地、国内及国外 SP 从业者团体的发展现状。

框 4.1　SP 从业者的角色

与 SP 合作
- 招聘和选择
- 开发脚本
- 对角色扮演进行培训
- 培训反馈
- 化妆

教育管理
- 预约 SP
- 预约教师
- 发放课程材料（例如 SP 角色说明、教师指导、打分表、评价表）
- 考试准备和实施（包括安全性）
- 评估数据的管理
- 设计和整理评价

与医生合作
- 开发脚本
- 与 SP 合作的教师发展活动（包括概述、视听回顾的使用、反馈和复盘技能）
- 高利益相关性评估（比如客观结构化临床考试）

与学生合作
- 开展基于 SP 的课程——形成性评价和终结性评价

项目管理和实施
- 预算
- 薪资
- 项目的交流策略
- 数据库
- 设施维修
- 依从性

研究
- 基金项目的申报
- 准备伦理申请
- 收集数据
- 发表文章

SP 从业者的工作描述

对 SP 从业者还没有统一的岗位描述。SP 从业者的角色范围见框 4.1。然而，SP 角色的设定通常需要因地制宜，可以包括项目管理和教学管理，以及质量控制管理（见框 4.2）。在脚本开发、师资培训和高利益相关性评估中，SP 从业者也可以直接与医生合作。SP 从业者在招聘与选人、培训 SP 角色扮演、反馈和开发脚本时，会与其他 SP 合作。SP 从业者在实施基于 SP 的课程时也会与学员合作，比如形成性评价和终结性评价时。他们还可能参与开发和实施与 SP 相关的研究项目。这一系列不同的任务需要有广泛的知识储备。在术语的使用上，各个国家也存在差异。"SP 教育工作者"（SP educator）在美国和加拿大被广泛使用，然而在英国和澳大利亚却很少使用。上述以教育为重心的工作通常由沟通专家来做；而会更多临床技能的团队则负责开发和实施考试（如 OSCE 等）。不足为奇的是，SP 从业者拥有各种各样的背景，包括但不限于临床专业（尤其是护理）、心理学、表演艺术和教育学等。SP 从业者常常在项目中发挥领导作用。

框 4.2　SP 从业者实践共同体的各方面示例

联合团体
- 确定高质量 SP 实践的标准
- 为学员和参训者提供高质量的教学体验
- 多站在病人的视角考虑医疗和护理职业教育
- 对学员和参训者的能力作出评价

共同参与
- 参加研讨会和其他会议
- 参加正式的互联网研讨（如在线讨论论坛）
- 合作开发会议的工作坊
- 合作制作资源（例如 SP 脚本）
- 合作进行多中心研究

共享技能
- 描述实践的术语（例如情境、剧本、角色、任务简介等）
- 基于 SP 的情境
- SP 招聘和选择
- 培训 SP 角色扮演
- 培训 SP 提供反馈

实践共同体的理论概念

根据 Lave 和 Wenger 的描述，实践共同体在理论上是一群人一起工作，但其结构松散 [1, 2]。学习是通过社会实践进行的。Wenger 也描述了实践共同体的三个维度：联合团体，共同参与，共享技能 [2]。联合团体指有共同目标的团体。共同参与指成员享有参与团体活动的机会——这些可以促进团体目标的实现。共享技能描述了团体的活动和要素，这是构成团体的决定性要素。此外，Lave 和 Wenger 还介绍了合法的边缘性参与的概念，体现"新成员"与"老成员"的相互作用。在实践共同体中，新成员从事有意义但次要的任务，随着经验的积累，他们的任务变得越来越复杂和重要。实践共同体的重要特征之一是其在成员认同和归属感形成中发挥作用。通过参与团体，可以实现身份认同。它包括从交谈中学习，并在团体中学习谈话，从而突出语言的重要性 [3]。

实践共同体的概念是基于工作场所的学习提出的，其在专业协会、学会和互联网的应用都是原有背景下的合理延伸。然而，这些维度依然可以提供有价值的视角，可以通过它来观察 SP 从业者作为专业从业者群体的发展。

框 4.2 举例说明了 SP 从业者实践共同体的三个维度。①联合团体：可能包括创建和维护高质量 SP 实践的标准，并多站在病人角度考虑医疗和护理专业教育。②共同参与：包括参与工作坊，正式和非正式的互联网研讨，以及在提供这些活动、精心制作资源（有助于共享技能）和研究活动等方面的合作。③共享技能：包括团体的专业术语、基于 SP 的情境、选拔、招聘、培训过程以及与团体相关的其他实践。

实践共同体的运作方式是为 SP 从业者提供机会，参与工作坊、研讨会和其他活动中的一系列正式和非正式互动。SP 从业者（包括新成员和老成员）在实践共同体中开展有意义的活动，即反映联合团体的活动（如开设 SP 项目或给 SP 反馈的工作坊）。为加强 SP 从业者实践，可以分享经验和资源。工作坊通常由团体中的老成员主持，新成员在获得更多的经验后也可以加入主持工作。这似乎是 SP 从业者专业知识发展的关键时期。Nestel 等的最新研究探索了 SP 从业者的实践，特别是他们职业发展的方式 [4]。无论是新成员还是老成员，参加工作坊都是职业发展的主要过程。

就职业认同的发展而言，专业协会也作出了较大的贡献，这对 SP 从业者尤为重要。因为 SP 从业者没有明确的职业路径，成为一名 SP 从业者可能意味着脱离原有的身份。医疗保健模拟协会（Society of Simulation in Healthcare，SSH）颁发医疗保健模拟从业者证书（一类统称），是朝着承认医疗保健模拟从业者实践标准和专业技能所迈出的重要一步，但这种证书并不一定会给 SP 从业者带来如职业协会成员那样的认同感。

实践共同体和 SP 从业者

模拟教学是一种教育方法，在过去 10 多年取得了飞速发展 [5, 6]。伴随着这种发展，职业协会、学会和网络组织也相应发展和（或）增长。

在相似的任务中，SP 从业者常独立工作，这明显会限制职业发展。有些实践共同体仅将基于 SP 的教育作为核心使命；而有些团体则有着更广泛的目标，成员也更广泛。SP 本身在实践共同体中不具有很好的代表性。造成这种现象的原因有几个方面，其中一个重要原因是大多数 SP 为兼职的人员或志愿者。SP 通常只在当地有发展机会。并且，很多 SP 活动需要资金投入，这也许也限制了 SP 的参与。需要注意的是，表 4.1 并未详细列出所有的实践共同体，而只是列出了作者实际参与的部分团体。

表 4.1　专业协会和网络支持 SP 教育工作者的范例

学会、简介和网址	愿景/使命/目标	活动
标准化病人教育工作者学会 (Association of Standardized Patient Educators，ASPE) http://www.aspeducators.org 对 SP 方法论感兴趣的教育工作者的国际协会 会员：501	• 推广在教学、评估和研究中应用 SP 方法的最佳实践 • 促进 SP 方法论领域的研究和学术传播 • 提高其会员的专业知识和技能 • 通过人员互动提高职业表现	• 网站 • 电邮订阅用户 • 时事通讯 • 同行评议 • 杂志：SSH and INACSL • 年会 • 研究基金
SPOT http://www.spots-online.co.uk 由一群对 SP 方法论感兴趣的人组成，总部在英国 会员：14	• 分享 SP 实践 • 为那些对 SP 实践感兴趣的人提供一个基于互联网的交流渠道	• 交换信息的网站 • 小型年会
维多利亚标准化病人网络 (Victorian Simulated Patient Network，VSPN) http://www.vspn.edu.au 由一群对 SP 方法论感兴趣的人基于州网络组成 成员：320	• 为整个维多利亚州 SP 方法论教师开发一个可持续互联网 • 为 SP 方法论提供高质量的资源 • 为分享经验和展示最佳实践提供面对面的论坛 • 在全州推广基于 SP 的教育 • 在全州范围内增加模拟教学从业者的数量，同时他们也可以扮演 SP • 改善全州以病人为中心的护理教育	• 网站 • 在线教学模块 • 工作坊
荷兰/比利时模拟和标准化病人工作委员会 (Dutch/Belgian Working Committee on Simulated and Standardized Patients) http://www.nvmo.nl/werkgroepen/simulatie_en_gestandaardiseerde-patienten [in Dutch] 该委员会是荷兰医学教育协会的一部分，代表来自医学院 会员：25	• 促进最广泛意义上的人体模拟（教学/研究） • 交流经验，促进教学，促进对模拟/标准化病人的研究	• 三次年度会议

续

学会、简介和网址	愿景 / 使命 / 目标	活动
医疗保健模拟协会 (Society for Simulation in Healthcare，SSH) http://www.ssih.org/Interest-Groups/Standardized-Patient-SIG 总部设在美国的医疗模拟从业者的国际组织 SP 兴趣小组 成员：101	• 在所有类型的模拟中促进、培训和支持 SP 应用，以支持 SSH 在医疗教育、评估和研究中实现目标 • 在 SSH 杂志上发表最先进的 SP 方法论 • 定义标准化 / 模拟术语和方法论 • 为对标准化病人/模拟病人感兴趣的医疗卫生系统人员提供建议和教学，为高质量的培训/模拟提供建议 • 提供专业知识和技能，以支持和开发 SP 项目、混合模拟、模拟案例的设计和管理	• 互联网研讨会 • SSH 杂志 • 小型年会
欧洲模拟学会 (Society in Europe for Simulation Develop and apply simulation in education, research and Website Applied to Medicine，SESAM) 面向所有医疗专业模拟爱好者的一个欧洲协会；没有特定的 SP 兴趣组 成员：644	• 在医学和卫生保健的教育、研究及质量管理中应用和推进模拟 • 促进、交流和改进整个欧洲的模拟技术和知识 • 建立联合研究设施	• 网站 • 时事通讯 • 小型年会
澳大利亚医疗保健模拟学会 (Australian Society for Simulation in Healthcare，ASSH) http://www.simulationaustralia.org.au /divisions/message-from-the-assh-chair 由各方面医疗模拟爱好者组成的一个国家协会，并有专门的 SP 兴趣组（special interest group，SIG） SP 兴趣小组人数：45	• 制定关于模拟关键应用的实践标准，包括教学、研究和病人照护 • 建立模拟领域的一个专业工作网络 • 倡导为教育、研究和病人照护等关键方面持续开发和提供基于模拟的应用模式 • 与在医疗模拟、安全和质量方面有共同目标的协会及团体建立联系 • 促进在模拟领域工作的个人的职业发展 • 就医学中模拟使用的相关立法提出建议 • 被认可为澳大利亚这类团队的官方代表	• 网站 • 滚动新闻 • 年会 • 区域会议
Simone http://www.sim-one.ca 加拿大一个省级网上组织，倡导和推进医学专业教育中的模拟学习，以利于病人照护和安全 成员：950	• 在模拟领域成为一个强大的能提供增值的存在 • 逐步实现自给自足 • 高级临床模拟学习——安大略省医疗教学的重要组成部分 • 扩大到跨专业护理的医学教育 • 提高病人照护和安全的质量 • 为模拟相关知识产权的进一步创新和商业化奠定基础 • 了解之前资本投资的具体结果，最大化安大略模拟中心当前和未来投资的价值及回报	• 网站 • 网上社交活动

续

学会、简介和网址	愿景/使命/目标	活动
医疗保健模拟学会 (Association for Simulated Practice in Healthcare，ASPiH) http://www.aspih.org.uk 医学模拟器和临床技能网上组织国家学会的联合体 成员：450	• 在医学领域内共享与模拟实践相关的知识、专业技能和教育创新 • 为在英国及其他地方参与模拟练习的人提供有效的沟通网络 • 提供最佳实践的高质量范例和有影响力的循证证据，从而将模拟实践与病人安全和照护质量的改善联系起来 • 为成员开发和共享关键的运营及战略资源，这些资源来自学会内部的经验，以及与国内外相关教育机构的联系 • 通过在学术会议和出版物上广泛传播创新实践，鼓励、支持并认可成员的学术发展	• 年会 • 区域会议 • 有同行评议的杂志网站
欧洲医学教育学会 (Association for Medical Education in Europe，AMEE) Simulation Special Interest Group http://www.mededworld.org/SIGs.aspx 欧洲学会里对模拟有专门兴趣的医疗卫生专业教育者组成的小组 成员：仅在成立阶段邀请成员	• 促进各种方式的模拟 • 在 AMEE 社区内开展 SIG 的工作 • 促进与其他专业学会的关系，例如不同的模拟协会 • 弥合教育者与模拟团队之间以及不同专业之间认识上的差异 • 促进模拟作为一种教学方法 • 在国与国之间建立联系，以便互相学习，从因地制宜的做法转向循证	• AMEE 学会 • 不同专家小组会议 • AMEE 年会期间的开放会议
欧洲土耳其医学教育学会 SP 专门兴趣小组 成员：15	• 在医学科学教育中推广 SP 方法论 • 在土耳其医学教育中交流和推广模拟的使用	• 区域年度小型会议

SP 从业者团体

标准化病人教育工作者协会（Association for Standardized and Simulated Patient Educators，ASPE）是 SP 方法论领域的专业国际协会，旨在促进教育、评估和研究的最佳实践，传播 SP 研究和学术成果，并通过互动提高 SP 从业者的专业知识（表4.1）。根据实践共同体的三个层面，大多数 SP 从业者有可能在工作中达到一些目标（联合团队）。ASPE 试图以多种方式实现这些目标。其可以提供一些参与机会，如年会、互联网研讨、时事通讯和网站等。ASPE 会员包括 SP 项目主管、从业者和 SP。最近的活动聚焦于对 SP 从业者的标准定义。

在英国，标准化病人组织者和培训者（Simulated Patient Organizers and Trainers，SPOT）是一个互联网组织，其中也有 SP 从业者和 SP 会员，并且其会员是免费的。网站有提供少量信息，并会对年会进行报道。澳大利亚有维多利亚州标准化病人网络

（Victorian Simulated Patient Network，VSPN），上面有关于 SP 方法论的信息，其会员也是免费的，然而其虽然提供了大量资源，但不能进行大量的在线互动。VSPN 还提供了区域性的研讨会，使 SP 从业者等可以分享经验。在荷兰和比利时，一个由从事 SP 工作的个人组成的委员会成立了模拟和标准化教育工作者国家工作委员会。该委员会现在隶属于荷兰医学教育协会（约有 1000 名成员），由来自荷兰和比利时所有荷语医学院的代表组成。

医疗保健模拟团体

目前，模拟从业者有几个职业协会、学会和互联网组织。其中，医疗保健模拟协会（Society for Simulation in Healthcare，SSH）是最大的国际协会，其总部在美国，以麻醉、基于人体模型的模拟和病人安全起步，每年召开最大的医学模拟会议，其与 ASPE 等有联系。SP 方法论虽然在大会的主题演讲中不引人注目，但 SP 从业者仍有机会通过与使用其他模拟形式的人分享经验来促进实践。在评估（如 OSCE）和相关实践（如沉浸模拟联盟）中有时也会间接提及 SP。会前工作坊也可以满足 SP 从业者的需求。正式加入 ASPE 可以保证 SP 从业者得到有针对性的职业发展机会。《医疗保健模拟》（*Simulation in Healthcare*）杂志也发表了基于 SP 的经同行评议的文章。

其他国际协会还包括欧洲医学模拟应用协会（Society in Europe for Simulation Applied to Medicine，SESAM）和总部在英国的医疗保健模拟实践协会（Assciation for Simulated Practice in Healthcare，ASPiH）。这些组织有着相似的目标，并且其在很大程度上是由地理位置和文化差异所决定的。它们都有年会，ASPiH 正在推出一本有同行评议的期刊，并在它们 2013 年会上做了关于 SP 方法论的主题演讲。在国家层面上，澳大利亚医疗保健模拟协会（Australian Society for Simulation in Healthcare，ASSH）有一个专门针对 SP 方法论的兴趣小组。从地区来看，安大略省模拟互联网组织（Ontario Simulation Network）促进了加拿大 SP 实践的发展。

目前，专业的模拟团体侧重于个人认证、中心认证和项目认证。这些团体关注的领域与以 SP 为主的协会存在交叉。ASPE 正在与 SSH 合作，以建立所有模拟从业者相关的标准。其他关注的领域包括术语的解释、有效实践的确认、资源共享、研究重点的确定并推进实施，所有这些都与实践共同体相关。

临床和其他医学专业教育团体

一些医学教育学术团体有专门针对模拟的兴趣组。例如，欧洲医学教育协会（Association for Medical Education in Europe，AMEE）有一个关于"模拟"的特别兴趣组。尽管模拟从业者的基础规模很大，但协会的优势是可以把有经验和专业知识的不同模拟形式的从业者聚集在一起。AMEE 与 ASPE 也有联系，并在它们的年会上开展有针对性的研讨活动。在国家层面，欧洲的土耳其医学教育协会（Turkish

Association for Medical Education in Europe）组建了一个关于 SP 方法论的专门兴趣组。

职业和特定专业的模拟团体

目前还有一些特定专业的模拟团体，如国际临床模拟和学习护理协会（International Nursing Association for Clinical Simulation and Learning，INACSL）。INACSL 促进研究并宣传以循证为基础的实践标准，以适用于临床模拟方法论和学习环境。虽然 SP 方法论不是其核心焦点，但有证据表明这种方法与其他模拟形式一样受重视。国际儿科模拟协会（International Pediatric Simulation Society，IPSS）促进和支持多学科模拟教学，以及聚焦于新生儿、儿童和青少年的培训和研究。虽然其重点大多与基于人体的模拟和任务训练器的使用相关，但最近的会议已经看到了 SP 和标准化父母作为重要的模拟形式出现。

医疗保健交流团体

考虑到 SP 在临床沟通技能发展中的关键作用，以这些技能培训为核心的专业团体也会支持 SP 从业者。以欧洲医疗保健交流协会（European Association for Communication in Healthcare，EACH）和美国医疗保健交流学会（American Academy on Communication in Healthcare，AACH）为例，两个协会均为会员提供资源，指导他们如何在教学和评估临床沟通技能方面与 SP 有效合作，并主办联合年会、期刊及其他出版物和一系列住院医生强化课程，以助力协作网构建。

🔵 小 结

本章我们聚焦于 SP 从业者，而不是 SP 本身。我们已经考虑到他们职责的广度与深度，以及这些在当地如何界定。我们考虑到对 SP 从业者发展很重要的因素，特别是那些由专业协会、网络组织和学会提供的因素，每个因素都有重叠，但在模拟形式、地理区域或学科方面有细微的差别。这里引用的实践共同体由医疗保健模拟的先驱者创办，而且似乎已经对模拟的发展产生重大影响。这些协会的创始人大多仍在执业，表明医疗保健模拟者的职业化相对较新。然而，SP 从业者的职业路径尚不明晰，这或许增加了实践的多样性。我们已经注意到要形成一个新身份（如 SP 从业者）极具挑战性，尤其在要使其与其他从业者旗鼓相当甚或成为主导时。SP 从业者与 SP 的密切合作，对于促进 SP 应用很重要。在 SP 方法论发展过程中，从实践共同体的理论视角来看待职业团体的作用，有助于聚焦支持 SP 从业者的方式。职业团体通过为 SP 从业者提供有意义的活动，以及促进资源和经验共享等，发挥关键的作用。

参考文献

[1] Lave J, Wenger E (1991) Situated Learning: Legitimate Peripheral Participation. Cambridge: Cambridge University Press.

[2] Wenger E (1998) Communities of Practice: Learning, Meaning and Identity. Cambridge: Cambridge University Press.

[3] Morris C (2012) Reimaging the "firm": clinical attachments as time sepnt in communities of practice. In: Cook V, Daly C, Newman M (eds) Work-Based Learning in Clinical Settings: 11-25. London: Radcliffe Publishing.

[4] Nestel D, Pritchard S, Blackstock F, et al. (2013) Simulated patient methodology across three continents: a qualitative interview-based study. Presented at AMEE 2013, Prague, Association for Medical Education in Europe.

[5] Gaba D (2007) The future vision of simulation in health-care. Simulation in Healthcare, 2: 126-135.

[6] McGaghie WC, IssenbergSB, Petrusa ER, et al. (2010) A critical review of simulation-based medical education research: 2003-2009. Medical Educattion, 44(1): 50-63.

第二部分
理论观点

第5章　学习理论与标准化病人方法论

作者：*Margaret Bearman, Debra Nestel*

▶▶ 关键信息

● SP 方法论具有情绪或情感维度的特征，在学习 SP 方法论理论的过程中应考虑这方面的重要性。

● 认知负荷理论和脚手架理论为 SP 方法论的设计提供了理论基础。

● 叙事学习理论提供了支持反思性实践的方法。它允许学员把他们自己的思考置于更广泛的案例学习中；它体现了对 SP 情境中多元观点的理解。

● 门槛的概念"类似于一个入口，打开了一种新的、以前难以达到的思考方式"[1]。"以病人为中心的照护"可以作为一个阈概念，SP 情境可能有助于学员获得新的思考和实践方法。

✎ 概　要

本章探讨了 SP 方法论的一系列学习理论，概述了三种不同的理论学习方法，这些理论学习方法对 SP 方法论提供的独特教育机遇有深刻的理解。在以 SP 为基础的课程中，认知负荷理论和脚手架理论作为思维方式。反思实践和叙事学习理论用于处理一些学员 -SP 情境中的关键知识。最后，为回应"以病人为中心的照护"，SP 方法论成为一种潜在的、具有变革力量的方法，作为理解这一点的一种方法，阈概念被提出。

👤 引　言

本章重点阐述影响 SP 方法论的学习理论。学习或教育理论的定义本身有些模糊。在这里，我们认为学习理论是一种概念框架，有助于老师了解学员如何在理解、技能、态度和表现等方面进行提升。模拟作为一种整体方法，得到了一系列理论的有力支持[2, 3]。其中最突出的理论与体验性学习有关，特别是 Kolb 所提出的理论[4]。这在第

3 章中有所介绍，其中还讨论了 Kolb 体验式学习圈，并提到了具体模拟的设计。简而言之，Kolb 学习理论强调了具体的体验—实践—反思的部分，该思想贯穿了反思、概念化、计划的循环。本章详细介绍了一些关于 Kolb 圈的概念，同时也特别强调学员从 SP 方法论中获益的其他方法。

教育理论只是适用于 SP 方法论的理论之一。本书的其他章节还详细阐述了其他理论观点。在第 6 章中，Smith 等研究了戏剧艺术，着重于助力 SP 的表演。在第 7 章中，Murtagh 介绍了以社会学观点去理解 SP 情境中"角色真实性"的优点和局限性。在第 8 章中，McNaughton 和 Hodges 将 SP 方法论与相互竞争和不断构建的医学专业教育论述联系起来。

多样性是学习理论的特点之一。我们没有面面俱到，而只是概述了三种对 SP 方法论有独特见解的方法。目的是将学习理论以可以帮助教育工作者和 SP 的方式呈现出来，像理解如何使 SP 方法论的核心——学习互动最优化一样。这些并不是学习的方法，而是从不同的途径去理解医疗行业从业者和学生（学员）如何通过与 SP 合作而提升自身能力。我们认为 SP 工作的重要特征是学习的情绪或情感维度的发展。这里介绍的方法都涉及了工作实践的概念，但就其本质而言，需要学员处理好亲密的人际关系。

第一套理论——认知负荷理论，涉及如何支持学员，并且与模拟活动的设计最密切相关。认知负荷理论是一种经验主义理论，源自神经心理学，在大多数人类认知中应用广泛。而脚手架理论与教育有密切联系，虽然其经验根源在于儿童发展理论，但这种方法在高等教育中更多是由概念驱动的。总之，这些理论为 SP 情境设计如何提升学习效果提供了深刻的见解。第二套理论——脚手架理论，涉及学习过程本身，探讨了建构主义和反思性实践等关键教育理论。这些理论为学员提供了如何与 SP 合作而有意识地提升实践能力的解释。引入叙事学习可以帮助教育工作者理解 SP 方法论的一些复杂性。最后一种方法是通过阈概念来考虑 SP 方法论如何理想地与以病人为中心的照护的教学相匹配。阈概念是理解发生在学员身上巨大变化的一种方式，从根本上改变了他们理解和推进实践的方法。

支持学员：认知负荷理论和脚手架理论

认知负荷理论是一种经验式学习理论，提出了构建教学以优化学习的方法。认知负荷理论的核心在于，学员的工作记忆或者可以处理信息的那部分意识有极大的局限性。Van merrienboer 和 Sweller [5] 指出，工作记忆允许学员的大脑同时活跃地处理不超过 2～4 个内容。它可能在几秒钟内处理完信息，但如果不重复练习，几乎所有的信息都在 20 秒后遗忘。以此类推，工作记忆形成了学习的瓶颈，因为大多数推理和表现认知能力存在于长期记忆中 [6]。如果学员不知所措，那么他们在处理模拟环境中的学习内容时会遇到困难并且可能根本记不住已经发生的事情[7]。设计的基本原则是减少无助于学习的额外认知负荷，并增加参加学习相关任务的机会[6]。在 SP 方法论中，一个关键的问题是考试形式或者模拟情境不要过于复杂，因为这会增加学员的额外负荷。还有一个重要的问题是，教育工作者应该警惕情绪对学员处理新信息能力的影响——情绪在模拟情境中可以使学习无法进行[7]。这不是说 SP 情境都是可预见的并且要避免重要的情感学习，这反而是 SP 方法论的优势所在。因此，在学员们进入困难的情感环境之前，应确保他们已经掌握合适的人际沟通的技巧或经验。

脚手架理论是补充认知负荷理论的教学设计技术之一。脚手架理论是自 20 世纪 70 年代被采用的词语，现在用来指支持学员的方法。例如通过限制任务中的影响因素，或者将学员的注意力集中于这项工作，或者允许学员模仿更好的表现[8]。脚手架的核心理论是缓慢"移除脚手架"后，使学员可以最终以更好的表现独立完成工作[8]。学员可以用脚手架理论来应对工作记忆限制的挑战。学员可以从简单的互动开始，逐渐发展到更复杂和更真实的互动。例如，在突发坏消息的情境下，SP 能够指导学员并使初学者重新聚焦到案例本身。在学员逐步获得技能和信心后，SP 就仅需提供很少的线索。与此同时，初学者在接触有强烈情绪影响的案例之前，可先接触情绪中立的案例。

理解 SP 情境：反思性实践、建构主义和叙事学习

正如 Kolb 学习圈所指出的，当学员了解模拟的体验并因此产生新的理解、技能和实践时，应用 SP 方法论的学习就发生了。反思性实践是与 SP 方法论的发生发展密切相关的一种教育方法[9]。特别值得注意的是 Donald Schön 的观点，他致力于探索一种学习方式，即通过活动中的反思、学习体验过程中的思考和调整，以及学习体验之后产生的对活动本身的反思，来进行学习[10]。这种反思过程通常在与 SP 接触之后的学习汇报中进行。正如 Nestel 等在第 10 章中所概括的，学员能够构建理解模拟体验的学习汇报过程，对于通过模拟方法论加强学习是至关重要的[11]。

反思性实践常被认为是与建构主义相一致的，建构主义是一种以学员为中心来协调学习的模式。相比于强调教师的传统教育，这里的重点在于学员主动指导自己的学习（事实上也是责任）[12]。对反思性实践的一个主要批评是其目标变成了"以获取实际知识和技能的反思本身"[13]。然而，建构主义理论认为学员的内化过程必须始终有助于学习，换而言之，反思性实践可能不是全部，但却是进一步发展的根基所在。我们认为 SP 方法论在整合反思性实践和技能发展方面具有显著优势，因为学员可以快速并反复地重复模拟情境，直接利用先前的体验和反馈来主动适应和提升他们的表现。

关于反思性实践，还有一些其他担忧。Boud 和 Walker 警告称[9]，因为情绪和感觉在教育环境中经常被淡化，所以反思通常被视为一种智力练习、一种对事物的严谨

思考。然而，情绪对于学习是极为重要的；具有讽刺意味的是，理智地反思最常见的结果之一是让学生陷入混乱。无论是在小组学习汇报中还是后来作为个人练习，反思在 SP 工作中都可能是一个高度情绪化的过程。在反思过程中，学员可能会不知所措，这就需要教育工作者提供一些支撑来帮助他们顺利完成这种体验。

解决这个问题的方法之一是将叙事学习理论作为教育工作者和学员的一种知识框架。叙事学习理论源于这样一种理念——故事是人类任何学习形式的关键，我们理解任何形式的情境都可以通过把它作为一个故事去理解[14]。故事之所以强大，恰恰是因为它们使学员处在深刻的人性层面上。故事将我们带入一种超越认知层面的体验；它们激发了我们的精神、想象力和心灵，这种激发是复杂而全面的[15]。至关重要的是，故事总是从不同的角度讲述，而且允许对一个事件有完全不同的观点[16]。

SP 方法论允许情境故事涉及多个视角，包括 SP、模拟提供医疗服务的人（学员）甚至观察者。借鉴叙事学习理论，可以通过有意识地将这种情境置于更宽泛的故事或者生活叙事的背景中，来帮助学员理解模拟情境。学员可能会发现将 SP 的视角理解为讲述故事更简单：这可以仅通过要求 SP 概述故事经历来实现。可以要求学员将学习置于他们自己职业发展的整体叙述中——这个故事在下次遇到时会有什么变化？讲故事或叙事学习通过将模拟的情境视为一种故事中的故事（文学术语），即学员在全部生活故事中理解学习，来考虑模拟与真实之间的差异。

如前所述，通过为学员提供复盘的工具，从讲故事的角度来思考学习过程，有助于对模拟教学的反思。对结构化的学习活动写反思日志也能有所帮助。例如：从物理治疗师的角度记录在这个情境中发生了什么，或者，假如你必须给这个故事写一个不一样的结局，那么它会是怎样的呢？叙事学习理论认为，叙事或写作本身就是构建学习的行为[15]。

新的理解方式：阈概念

Meyer 和 Land 曾报道过用 SP 情境进行学习的另一种理论视角，即阈概念。他们将阈概念描述为"类似于一个入口，开启了一种全新的、之前难以达到的思考方式"。它代表了一种理解、解释或观察事物的转变方式，没有这种方式，学员不能取得进步。也就是说，阈概念可以改变一个人思考和实践某件事情的方式。就 SP 方法论而言，我们认为精心设计的基于 SP 的教育活动能够阐释以病人为中心的照护的阈概念。尽管以病人为中心的照护说起来很简单，但其实施无疑是个挑战。研究表明，学员和专业人员往往缺乏共情和其他沟通技巧[17-20]，而且病人普遍不满意于以病人为中心的医疗服务标准降低或缺失。以 SP 为基础的情境以及反馈能够帮助学员建立以病人为中心照护的思考方式。

医学教育的重点是培养学员像临床医师那样思考（而不是病人）。然而，作为病人接受医疗照护的体验，与临床医师提供医疗照护的体验完全不同。如果没有理解其中的差异，可能阻碍对于以病人为中心照护的理解与实践。在促进学员理解病人观点方面，SP 可以很好地弥补这一差距。SP 可以清楚地表达他们的想法、关注点和期望是否与模拟医学专家一致。否则，学员可能无法察觉可以取长补短的内容（因此也不会有学习行为发生）；而当学员着急应对下一个挑战时，某些造成其紧张的问题又很有可能被忽略。另外，学员通过专业教育取得进步时，他们寻求临床医师的认同而不是病人的认同。这是正常的专业化过程，但这可能削弱他们掌握以病人为中心照护的能力（取决于他们对角色模型的选择）。

Meyer 和 Land 认为，理解阈概念的结果可能会改变对学科内容、学科领域甚至世界观的内在看法[1]。他们认为这种变化会在不同的时间范围内发生——有的是突然的，有的是慢慢来的，而且这种转变对学员来说可能会很麻烦。将以病人为中心的照护作为阈概念反映了很多学员在接受医学教育时的感受。回顾我们多年来与许多学员在 SP 方面的工作经历，在与学员和 SP 复盘的过程中，他们往往会有"灵光一现"的感受，认识到病人观点对于他们提供以病人为中心的安全照护能力的价值。这"灵光一现"的时刻可能会动摇学员，让他们有不舒服的感觉，因为他们开始接受一种不同的思维方式和实践方式[25]。

没有掌握阈概念的学员可能会处于边缘的状态。这种情况被描述为是一种悬而未决的状态，这种状态近似于模拟，缺乏真实性[1]。我曾目睹 SP 向一名学员提供反馈，说他尝试做的共情陈述像某种"公式化共情"，学员认识到，仅按部就班地进行以病人为中心的交流是不够的，学员必须把他们内在的想法转变到真正重视以病人为中心上。又如，在一个切除痣并缝合切口的混合模拟情境中，SP 在反馈过程中试图理解学员为什么没有发现其中的两条线索，一条比较隐晦（"我真的很担心这颗痣"），另一条比较明显（"我姐姐死于恶性黑色素瘤"）。学员在看视频回放时，才注意到这些叙述。尽管学员们知道以病人为中心的医疗照护并且认为自己做到了，但他们在模拟情境中并没有真的倾听 SP 讲述。因为他们全部的注意力都集中在心理活动技能上，而没能提供以病人为中心的照护。这种反馈是变革性的，能够帮助学员以一种新的方式思考以病人为中心的照护。这对所有相关人员都是有益的。SP 能强有力地提供这种启发性反馈。

⟳ 小 结

在本章中，我们概述了三种理论学习方法。我们选择这三种方法，是因为它们在保证帮助学员获取 SP 方法论的独特性方面具有特殊性。这三种方法指导了 SP 学习活动和课程的设计。将 SP 方法论作为脚手架，学员将学习任务的复杂性降低到适当的认知负荷，特别是情感负荷，有助于关注 SP 活动中的各个因素。叙事学习理论和阈概念可以最大限度地提高整个模拟体验的价值，这是通过 SP 情境学习的一部分。这三种方法都强调了 SP 方法论对学员的综合作用，有助于他们在工作的各个方面汲取经验和建立联系。我们很容易陷入程序化或者形式化的教育模式，它强调的是学员早已期待听到的内容[26]，例如病史采集预演时的姓名、出生日期等。借助这些理论可以帮助 SP 方法论防范形式主义，通过提升互动、沉浸和情感经历的价值，学员们可以在理解病人观点的同时促进自身专业水平的提升。

参考文献

[1] Meyer R, Land R (2003) Threshold Concepts and Troublesome Knowledge: Linkages to Ways of Thinking and Practising Within the Disciplines. Occasional Report 4, ETL Project, Universities of Edinburgh, Coventry and Durham.

[2] Bearman M, Nestel D, Andreatta P (2013) Simulation-based medical education.In Walsh K(ed.) Oxford Textbook of Medical Education: 186-197. Oxford: Oxford University Press.

[3] Kaufman DM, Mann KV (2010) Teaching and learning in medical education: how theory can inform practice. In: Swanwick T (ed.) Understanding Medical Education: Evidence, Theory and Practice: 16-36. Oxford: Wiley-Blackwell.

[4] Kolb DA, Boyatzis RE, Mainemelis C (2001) Experiential learning theory: previous research and new directions. In: Sternberg RJ, Zhang LF (eds) Perspectives on Thinking, Learning and Cognitive Styles: 227-247. Mahwah, NJ: Lawrence Erlbaum Associates.

[5] Van Merrienboer JJ, Sweller J (2010) Cognitive load theory in health professional education: design principles and strategies. Medical Education, 44(1): 85-93.

[6] Sweller J, Van Merrienboer JJ, Paas FGWC (1998) Cognitive architecture and instructional design. Educational Psychology Review, 10(3): 251-296.

[7] Fraser K, Ma I, Teteris E, et al. (2012) Emotion, cognitive load and learning outcomes during simulation training. Medical Education, 46(11): 1055-1062.

[8] Pea RD (2004) The social and technological dimensions of scaffolding and related theoretical concepts for learning, education and human activity. Journal of the Learning Sciences, 13(3): 423-451.

[9] Boud D, Walker D (1998) Promoting reflection in professional courses: the challenge of context. Studies in Higher Education, 23(2): 191-206.

[10] Schon DA (1987) Educating the Reflective Practitioner. San Francisco: Jossey-Bass.

[11] Issenberg SB, McGaghieWC, PetrusaER, et al. (2005) Features and uses of high-

fidelity medical simulations that lead to effective learning: a BEME systematic review. Medical Teacher, 27(1): 10-28.

[12] Biggs J (1996) Enhancing teaching through constructive alignment. Higher Education, 32(3): 347-364.

[13] Hodges B (2006) Medical education and the maintenance of incompetence. Medical Teacher, 28(8): 690-696.

[14] Bruner JS (1996) The Culture of Education. Cambridge: Harvard University Press.

[15] Clark MC, Rossiter M (2008) Narrative learning in adulthood. In: Merriam SB (ed.) Third Update on Adult Learning Theory. New Directions for Adult and Continuing Education, 119: 61-70. San Francisco: Jossey-Bass.

[16] Charon R (2000) Reading, writing and doctoring: literature and medicine. American Journal of the Medical Sciences, 319(5): 285-291.

[17] Easter D, Beach W (2004) Competent patient care is dependent upon attending to empathic opportunities presented during interview sessions. Current Surgery, 61(3): 313-318.

[18] Levinson W, Gorawara-Bhat R, Lamb J (2000) A study of patient clues and physician responses in primary care and surgical settings. JAMA, 284(8): 1021-1027.

[19] Roberts C, Wass V, Jones R, et al. (2003) A discourse analysis study of 'good' and 'poor' communication in an OSCE: a proposed new framework for teaching students. Medical Education, 37(3): 192-201.

[20] Spiegel W, Zidek T, Maier M, et al. (2009) Breaking bad news to cancer patients: survey and analysis. Psychooncology, 18(2): 179-186.

[21] Richards N, Coulter A (2007) Is the NHS Becoming More Patient-Centred? Trends from the National Surveys of NHS Patients in England 2002-07. Picker Institute Europe, Oxford.

[22] Gerteis M, Edgman-LevitanS, Daley J, et al. (1993) Through the Patient's Eyes: Understanding and Promoting Patient-Centered Care. San Francisco: Jossey-Bass.

[23] Darzi A (2008) High Quality Care for All. NHS Next Stage Review Final Report, CM 7432. London: Department of Health.

[24] Aiken LH, Sermeus W,Van den Heede K, et al. (2012) Patient safety, satisfaction and quality of hospital care: cross sectional surveys of nurses and patients in 12 countries in Europe and the United States. BMJ, 344: e1717.

[25] Cousin G (2006) An introduction to threshold concepts. Planet, (17): 4-5.

[26] Bearman M, Ajjawi R (2013) Avoiding tokenism in health professional education. Medical Education, 47(1): 9-11.

第6章 戏剧艺术与标准化病人方法论

作者：*Cathy M Smith, Tanya L Edlington, Richard Lawton, Debra Nestel*

关键信息

- 戏剧艺术理论和实践加深了我们对标准化病人（SP）的理解。
- 戏剧艺术中使用的术语已被纳入 SP 方法论中。
- 尽管 SP 和演员表演有相似之处，但就以学员为中心这一目标而言，两者还有本质上的不同。
- SP 表演的元素由戏剧艺术理论提供，包括角色扮演、演绎叙事和与观众的关系。

概 要

SP 方法论采用了很多戏剧表演的术语，如演员、角色、演员阵容以及脚本。本章探讨了戏剧艺术的重要概念，以加深我们对 SP 实践的理解。我们借鉴了斯坦尼斯拉夫斯基（Stanislavski）、斯波林（Spolin）、波尔（Boal）和布莱希特（Brecht）等戏剧大师的作品。由戏剧艺术提供的 SP 表演元素，包括角色扮演、演绎叙事和与观众的关系。本章还探讨了其他与 SP 表演相关的理论观点，例如即兴创作、文本信息（主要和次要单元）、镜像机制以及注意力圈。

引 言

本章探讨了戏剧艺术理论在 SP 方法论中的作用，概述了有关 SP 及其表演的理论概念，借鉴了斯坦尼斯拉夫斯基、斯波林、波尔和布莱希特等的作品，提供有关 SP 表演元素（角色扮演、演绎叙事和与观众的关系）的见解。

SP与表演

表演是 SP 方法论的关键组成部分。SP 情境使用被描述为医学教育里运用表演最具辨识度和最富有效果的[1]。广义地讲，表演指的是"完成一个动作"。从戏剧艺术的视角看，表演可以是与人类活动相关的所有行为。狭义来看，表演可以定义为单个表演者或团体对作品、人物、角色的呈现或诠释[6]。然而，观察者或观众的概念是隐晦的[3, 7]。SP 呈现或诠释了病人这一角色，与作为学员的观众互动（既有情境中的学员，也有观察者）。这种类型的表演相当于演员的表演类型。因此，审视关键的表演理论和实践能够加深我们对当代 SP 实践的认识。

戏剧艺术和西方医学之间的联系在古希腊时代就已经存在了[8]。近来，霍奇斯（Hodges）将"表演话语"定义为一种胜任力范式，SP 是不可或缺的要素，而戏剧艺术则是至关重要的理论基础[7]。在医学专业学员培训中，表演和戏剧艺术的理论及技巧的应用被越来越多地报道[1, 9-25]。此外，这些方法正被探索用于培训模拟从业者[26]和 SP[8, 27-36]。

SP 表演常用戏剧艺术中的术语来描述。SP 通常被称为"演员"[8, 32, 35, 37-40]。SP 在剧本或场景（包含台词、舞台指导、目的和宗旨）中扮演角色，随后在排练或彩排中对其进行指导或训练，以期望他们能为观众表演（脱稿）做好准备，表演有时也会在有布景和道具的舞台上。他们化妆并有服装道具，并始终保持在角色的状态，直到被要求脱离角色。在表演结束之后，他们会脱离角色。由于 SP 和演员的表演在很多方面是相似的，所以经常无意识地用戏剧艺术的术语来命名和表述 SP 的表演。

SP 和演员表演

任何演员表演的核心都是角色塑造。他们的工具就是他们自己本身：他们同时整合多个方面（认知、生理、心理），以便在观众面前将自己假装成另外一个人。尽管 SP 也这样做，但他们也会根据表演的目的做一些与演员不同的事情。演员是艺术家，可以把根据编剧、导演或制作人意愿创作的角色演活。SP 则更像是"老师"，他们扮演成病人，不用特别地去假装扮演，而是担任病人的"代言人"并努力达到支持临床学习的目的。对于 SP 而言，他们始终围绕着学员。

戏剧表演和 SP 表演是两种不同的类型，各自有着特定的目标，这反过来又影响表演的形式、呈现方式、风格或技巧。在每一种类型中，根据目的的不同，还有不同亚类，因此有了形式和风格上的细微差别。SP 在一年级新生的形成性评价中的表演，就可能不同于对执业考试这种终结性评价的表演。就像演员在莎士比亚悲剧中的舞台表演不同于在电视情景喜剧中的表演。

SP 表演与戏剧演员表演之间也有复杂的关系，并且这方面的研究刚刚开始[8, 28-31, 34]。两者有许多不同之处，也有很多相似之处。Nelles 在一篇有关她作为 SP 工作的实地考察报告中提到，虽然可以说我们没有在表演，但说我们在表演也是事实[30]。我们可以从戏剧艺术理论和实践中总结出许多来指导 SP 的表演。

SP 表演的要素

创作角色

有效的 SP 表演植根于现实主义，被定义为接近真实，高还原再现，即对真实事件或场景细节进行精确展示。SP 在临床细节和人类体验方面的表演必须真实，因为 SP 是真实病人的代表 [8, 37, 38, 42-45]。SP 经过训练之后才能扮演角色，以使学员相信他们是在与真实的病人打交道。通过这种方式，学员就像参与和沉浸在真实的临床环境中一样，确保这种体验式的学习过程充分真实并且与实际的工作建立了有意义的联系 [26, 46]。然而，要定义什么样的 SP 表演是"真实的"，可能是一个挑战，因为真实性是主观和复杂的——对于一个人来说是真实的东西，对另一个人来说可能是假的。

俄罗斯著名戏剧和表演理论家 Constantine Stanislavski（康斯坦丁·斯坦尼斯拉夫斯基）为这种现实主义角色的创造提供了指导。他被认为是第一个现代表演大师，他发明了一套升级的身心表演体系，相对于 19 世纪舞台表演经常出现的做作和浮夸风格，这是前所未有的 [4, 47]。他探索了帮助演员真实扮演角色的方法。他寻求舞台上的真实感，这需要做很多工作使演员相信他们处在相关的情境中且有相应的表现，而不只是表面的模仿。放松和专注是其关键技能。

演员被要求能探知剧本中给定的情境和字里行间包含的真实信息 [47]。此外，演员还必须探知潜台词——那些不用说出来但体现在非语言行为上的想象的生活 [48]。这种潜台词是通过给定的情境并使用"神奇的假设"来创建的。演员需要问："如果我是剧中这个角色，我这时会怎么做？"这个过程会产生移情想象，即一种认知技巧组合，用来帮助演员想象角色的经历和反应 [1]。

斯坦尼斯拉夫斯基还设计了一个复杂的分析方法，使演员在剧中逐时逐刻进行协商。其核心是将剧本分成主要单元和次要单元。尽管这种划分与剧本特定环境的变化有关（例如，新信息，其他角色的进入或退出），但也存在一定的主观性。最小的单元即通过一系列动作来实现的目标（角色想要什么）。这些动作可以用主动式、不定式和及物动词描述（例如：面对她、安抚她、向她示爱）。（根据特定目标）定义"行为"，使它们在排练时可以被设定、具体实施、重复、修改并不断完善 [47]。通过这种分析方法，每个演员都找到了塑造角色的独特方式。

在斯坦尼斯拉夫斯基后期的作品中，他让演员创造和即兴表演一连串连续的肢体动作，这些动作都是默默进行的，"其动机是内心的真实感和对演员所做之事的信念" [47]。这是一个主动的身体体验过程，旨在触发并连接思维、情感以及身体。斯坦尼斯拉夫斯基逐渐意识到，演员不应该故意唤起自己的情绪，因为这对他们可能是有害的，因为情绪是不可控的或不可重复的，这可能造成不稳定，从而往往导致强迫、虚假的表演 [32, 47]。

强调"肢体"是许多后来者著作的核心特征，导致"具身表演"理论和实践的产生 [49-52]。在这种整合身体与心理的表演方式中，演员用其身体与观众进行交流，传达戏剧作品想表达的意义，通过语言交流、非语言交流和镜像机制来实现对共情的支撑 [53]。非语言交流包括：面部表情、眼球运动、手势、姿势、空间使用、人与人之间的距离，节奏、韵律，以及与诸如音高、速度、发音和沉默等相关的语音手势等元素 [53]。镜像机制描述了一种方法，即观察者通过直接观察他人的活动，并进行模拟，或在与他人精神生活共鸣的基础上重新创作 [53]。

斯坦尼斯拉夫斯基作品的各个方面和具身表演都能够指导 SP 塑造逼真的角色。SP 从业者已经采用斯坦尼斯拉夫斯基的技术来帮助塑造可信的病人角色 [8, 32, 34, 54, 55]。有条不紊的系统流程应从仔细分析角色中的书面信息开始，使 SP 能够清楚地了解给定的情况。脚本目标（如病人对就诊的期望）明确，有助于 SP 保持冷静和专注。鼓励 SP 通过采用"神奇的假设"等技巧来探索潜台词——他们所代表的病人的生活——使其塑造的角色充满人性，以此来培养 SP 的共情想象或"同理心" [30]。指导 SP 表演"可做的行为"（例如：挑战他、恳求她、与他协商），这些应以他们的目标为基础，并要求确保表演是可重复的、一致性高的，这种表演能以非强迫和自然的方式唤起合适的情绪，而不是期望他们随时表现出高度情绪化的行为。尝试非语言交流将有助于引发更多细微差别，这种差别是无法通过语言和（或）文本表达的。记录下真实病人的视频资料，与 SP 研究镜像机制反应，能够加深他们对人物刻画的深度。然而，这些只是触及了可能性的表面，而 SP 如何体现情绪和情感是一个复杂的、分层的且个性化的过程 [34]。与演员一样，稳妥起见，为 SP 制定去角色化策略是非常重要的，特别是在扮演高度情绪化角色的情况下 [27, 30, 55, 56]。

演出

SP 和学员共同完成临床情境的故事。SP 在半脚本化的情境中工作。学员没有脚本，然而从广义的表演定义来看，这些学员其实在扮演他们自己，在这种角色中理解他们表演的层次和目的 [1, 26]。例如，咨询家庭医生与咨询药剂师的叙事结构不同，反映了实践范围的不同。对病人信息采取的处理方式，与告知病人坏消息或实施体格检查也不同。

尽管 SP 通常有一些特定的信息和脚本化的台词，但他们需要决定什么时候采用什么方式传递这些信息。他们常常面向不同的学员连续多次扮演同样的角色；同时，他们也在角色内外转换，通过内部观察和跟踪记录互动，以提供评估或反馈。这种认知负荷的增加，会影响他们对角色的保持以提供准确评价的能力 [57]。在终结性评价中，虽然他们面对的是非标准化的学员，但 SP 的行为必须严格标准化，这就对他们的叙述对答提出了更高的要求。

即兴表演的原理可以用来指导 SP 克服这种不确定性和模糊性。即兴表演被广泛定义为"一时冲动产生的……作品"[58]。虽然这在许多情况下被用于帮助演员发掘角色内心世界（正如斯坦尼斯拉夫斯基说的），但即兴表演是一种有着多种风格的表演类型。维奥拉·斯波林（Viola Spolin，1906—1994）开发了一种被称为戏剧游戏的体验式演员训练系统，它基于一系列脚手架式练习，全面探索领悟力、直觉能力、真实性、自发性以及与环境和其他演员的联系。

很多不同的即兴表演样式已经兴起[60-62]。从这种戏剧风格中衍生出的一个关键概念：即兴表演的第一条规则是赞同。总是赞同并回答"是的"……第二条规则是不仅回答"是的"，而且要说"是的，并且"[63]。"是的"意味着你与搭档之间关系融洽，接受他们的提议，而不是阻碍并企图控制局面。"并且"意味着你承担着推动整个活动向前的责任，并给你的搭档提供了创造性的机会。即兴表演看似随性，实则有坚实的结构支撑。通过特定剧目的练习和排演、训练和反馈，彩排能加强即兴表演者的技能水平。

这些原则在叙事对答方面为 SP 提供了指导。确保角色包含与脚本中特殊的叙事格式有关的详细信息，而脚本为 SP 稳定的表演提供了所需的文本内容。流程方案的制定，包括处理意外问题或情况，或何时提供信息、提供多少信息等，可以帮助确保 SP 不演砸角色。与各种类型的预期学员进行排练，为 SP 的表演提供基准，以便他们了解如何有效讲述自己的故事。让 SP 在彩排中扮演学员，也可以帮助他们发现角色中未预料到的方面，并促使他们能站在学员的角度去理解学习任务。通过解构病人角色的各个方面（例如，身体影响，以不同方式说出开场白，想象这个病人有代表性的一天），然后将这些发现整合并运用于角色塑造，创建练习能够帮助提高角色扮演的流畅性、深度和广度。

"赞同"和"是的，并且"规则，适用于情境模拟的学习目标。实质上，SP 将与学员共同创造，而不是通过"关闭"（例如：跳出角色或者变得慌乱）来阻止学员。将即兴表演的技巧融入 SP 实践的潜在好处可能是减轻角色扮演以及后续反馈和评价的认知负荷[57]。

关于观众

当 SP 与学员观众互动时，会跨越许多界限。在表演时，他们既在角色中又跳出角色外——扮演一个真实的病人，又要监控他们自己和学员正在做什么，以便传递提示或关键信息，或针对学员的提示表现出特定的情绪反应。当老师与学员之间需要讨论时，可以暂停，此时 SP 必须保持中立。SP 可能会被要求从暂停的那一刻重新开始——无论这一时刻有多激烈，或者从暂停往前的时刻开始甚至重新开始[42, 65]。模拟可以在剧场那么大的环境里，在一大群学员前面；也可以在一个"鱼缸"里跟一个学员互动，或者在循环练习中与多个学员一个接一个地互动；当模拟结束时，SP 脱离角色给出反馈或者对学员进行评价。SP 在一堂课中可能会多次这样做。这些对答需要

SP 集中注意力、专注并有持久力，以便他们时刻清楚自己在模拟中相对于学员处于什么位置。

斯坦尼斯拉夫斯基提出的"关注圈"可以帮助演员关注他们与观众及彼此之间的关系。小圈子包括演员自己的内心世界以及其周围紧密的外部世界。中等圈子是两个或更多个演员之间的空间。大圈子包括伸展的姿势、所有的观众和更大的表演空间[47]。另一个边界的概念是第四堵墙，这是一个想象出来的障碍，将舞台上的表演者与观众分隔开来[66]。它可以帮助演员集中注意力在舞台上营造出更亲密的感觉，并为观众增加戏剧幻觉的真实感[29]。贝特霍尔德·布莱希特（Berthold Brecht，1898—1956）让他的演员直接面对观众演说来打破第四堵墙，努力正视并鼓舞他们分析正在发生的事，而不是逃避到幻觉之中[67]。奥古斯托·波尔（Augusto Boal，1931—2009）在被压迫者戏剧中（Theatre of the Oppressed）消除了第四堵墙，让观众积极地参与到表演中。一个受过训练的演员可以通过表演一个短剧来展示一个复杂的问题，比如社会不公平等由"小丑"（主持人）监督表演，由"特邀演员"（观众）进行观察，这些人可以随时停止表演，并可以建议如何继续或进入互动环节，或替换掉其中一个演员，或与他们共同创造多个新的、有望更积极应用到日常生活中的结果[68]。

Alraek 和 Baerheim 探索了"关注圈"如何为 SP 提供一个空间结构，以适应与观众之间不断变化的关系[28]。小圈子既能使 SP 进入病人的内心世界，又能在暂停期间全身而退。中等圈子可以看作帮助 SP 和学员保持联系的空间，能提醒 SP 不需要像在私密空间那样突出他们的声音或者身体姿势。大圈子包括进行模拟的整个空间，以及空间中的其他人（如学员、观察者、临床医师、教师等）[30]。移入大圈子中能够帮助 SP 提醒自己正在脱离角色、与观众建立联系并提供反馈。Jacobsen 等提出，对于在与 SP 互动中构建观众和表演者之间的关系，第四堵墙可以成为一个有用的工具[29]。例如，在小组教学中，SP 和学员之间有第四堵墙，SP 在这面墙之后。当老师叫暂停、让学员进行反思时，这面墙就被打破了。这面墙从 SP（现在处在表演空间之外）面前移开，开始包围学员、教师和其他观察者，然后当表演继续时，这面墙又回到最初的地方。当 SP 走出角色给学员反馈时，第四堵墙以一种布希莱特的方式被打破，因为 SP 直接面对观众了。正如 Boal 所设想的那样，当 SP 被要求与接踵而来的一群学员一起表演时，第四堵墙也可能会消失，这些学员每个人都上来尝试进行一部分对话或者根据观众的建议来共同创造多种多样的结果。制定策略，能够使 SP 识别并协商好他们与学员之间的界限，这也为所有参与模拟的人建立了信任感和安全感。

🔵 小 结

通过探索表演与 SP 实践之间的异同，有助于更深刻地理解如何清楚阐明 SP 表演的关键要素和特定语言。虽然本章提到的戏剧艺术传统很重要，但我们只列举了其中一小部分，并且可能存在一定文化偏见。记住 SP 角色所包含的背景情况，仅仅是 SP 角色扮演的出发点之一。有意识地使用基于戏剧艺术理论和实践的策略，可以帮助 SP 更好地表现角色的真实性，自信地与学员一起演绎故事情节，并与观众产生共鸣，有助于 SP 加强表演过程的完整性，并增加他们使学员专注、真诚地参与进来的潜力。此外，这些策略还可以为其他模拟形式的表演实践所借鉴。

参考文献

[1] Case GA, Brauner DJ (2010) Perspective: the doctor as performer: a proposal for change based on a performance studies paradigm. Academic Medicine, 85(1): 159-163.

[2] Oxford English Dictionary [Internet] (2013) Sep. Performance, n.la. Oxford: Oxford University Press.

[3] Carlson M (1996) Performance: a Critical Introduction. New York: Routledge.

[4] Gordon R (2006) The Purpose of Playing: Modern Acting Theories in Perspective. Ann Arbor MI: University of Michigan Press.

[5] Schechner R (2006) Performance Studies: an Introduction, 2nd edn. New York: Routledge.

[6] Oxford English Dictionary [Internet] (2013) Sep. Performance, n.4c. Oxford: Oxford University Press.

[7] Hodges B. 2012 The shifting discourses of competence. In: Hodges B, Lingard L (eds) The Question of Competence: Reconsidering Medical Education in the Twenty-First Century:14-41. Ithaca, NY: Cornell University Press.

[8] Wallace P (2007) Coaching Standardized Patients: for Use in the Assessment of Clinical Competence. New York: Springer.

[9] Bourke LF (1991) The use of theatre in dental health education. Australian Dental Journal, 36(4): 310-311.

[10] Ball S (1993) Theatre in health education. In: Jackson T (ed.) Learning Through Theatre: New Perspectives on Theatre in Education, 2nd edn: 227-238. New York: Routledge.

[11] Brown KH, Gillespie D (1997) "We become brave bydoing brave acts": teaching moral courage through the theater of the oppressed. Literature and Medicine, 16(1):108-120.

[12] Shapiro J, Hunt L (2003) All the world's a stage: the use of theatrical performance in medical education. Medical Education, 37(10): 922-927.

[13] Wasylko Y, Stickley T (2003) Theatre and pedagogy: using drama in mental health

nurse education. Nurse Education Today, 23(6): 443-448.

[14] Baerheim A, Alraek T (2005) Utilizing theatrical toolsin consultation training. Away to facilitate student's reflection on action? Medical Teacher, 27: 652-654.

[15] Krüger C, Blitz-Lindeque, Pickworth GE, et al. (2005) Communication skills for medical/dental students at the University of Pretoria: lessons learnt from a two-year study using a forum theatre method. South African Family Practice, 47(6): 60-65.

[16] Case GA, Micco G (2006) Moral imagination takesthe stage: readers' theater in a medical context. Journal for Learning Through the Arts, 2(1).

[17] Dow AW, Leong D, Anderson A, et al. (2007) Using theater to teach clinical empathy: a pilot study. Journal of General Internal Medicine, 22(8): 1114-1118.

[18] Hoffman A, Utley B, Ciccarone D (2008) Improving medical student communication skills through improvisational theatre. Medical Education, 42(5): 537-538.

[19] Csörsz I, Molnar P, Csabai M (2011) Medical students on the stage: an experimental performative method for the development of relational skills. Medical Teacher, 33(9): e489-e494.

[20] De la Croix A, Rose C, Wildig E, et al. (2011) Arts-based learning in medical education: the students' perspective. Medical Education, 45(11): 1090-1100.

[21] Hammer RR, Rian JD, Gregory JK, et al. (2011) Telling the patient's story: using theatre training to improve case presentation skills. Medical Humanities, 37(1): 18-22.

[22] Kohn M (2011) Performing medicine: the role of theatrein medical education. Medical Humanities, 37(1): 3-4.

[23] Brett-Maclean P, Yiu V, Farooq A (2012) Exploring professionalism in undergraduate medical and dental education through forum theatre. Journal for Learning Through the Arts, 8(1).

[24] Love KI (2012) Using Theater of the Oppressed in nursing education: Rehearsing to be change agents. Journal for Learning Through the Arts, 8(1).

[25] Salam T, Collins M, Baker AM (2012) All the world's stage: integrating theater and medicine for interprofessional team building in physician and nurse residency programs. The Ochsner Journal, 12(4): 359-362.

[26] Sanko IS, Shekhter I, Kyle RR, et al. (2013) Establishing a convention for acting in healthcare simulation: merging art and science. Simulation in Heathcare, 8(4): 215-220.

[27] McNaughton N, Tiberius R, Hodges B (1999) Effects of portraying psychologically and emotionally complex standardized patient roles, Teaching and Learning in Medicine,11(3): 135-141.

[28] Alraek T, Baerheim A (2005) Elements from theatre art as learning tools in medical education. Research in Drama Education,1: 5-14.

[29] Jacobsen T, Baerheim A, Lepp M, et al. (2006) Analysis of role-play in medical communication training using a theatrical device the fourth wall. BMC Medical Education, 6(1): 51.

[30] Nelles L (2011) My Body, Their Story: Performing Medicine. Canadian Theatre Review, 146(1): 55-60.

[31] Taylor S (2011) The moral aesthetics of simulated suffering in standardized patient performances. Culture Medicine, and Psychiatry, 35(2): 134-162.

[32] Keltner NL, Grant JS, McLernon D (2011) Use of actors as standardized psychiatric patients facilitating success in simulation experiences. Journal of Psychosocial Nursing and Mental Health Services, 49(5): 34-40.

[33] Gormley G, Sterling M, Menary A, et al. (2012) Keeping it real! Enhancing realism in standardised patient OSCE stations. The Clinical Teacher, 9(6): 382-386.

[34] McNaughton NL (2012) A theoretical analysis of the field of human simulation and the role of emotion and affect in the work of standardized patients. Dissertation, University of Toronto.

[35] Webster D, Seldomridge L, Rockelli L (2012) Making it real: using standardized patients to bring case studies to life. Journal of Psychosocial Nursing and Mental Health Services, 50(5): 36-41.

[36] Nestel D, Burn CL, Pritchard SA, et al. (2011) The use of simulated patients in medical education: Guide Supplement 42.1 Viewpoint. Medical Teacher, 33(12): 1027-1029.

[37] Austin Z, Gregory P, Tabak D (2006) Simulated patients vs. standardized patients in objective structured clinical examinations. American Journal of Pharmaceutical Education, 70(5): 119.

[38] Kneebone R, Nestel D, Wetzel C, et al. (2006) The human face of simulation: patient-focused simulation training. Academic Medicine, 81(10): 919-924.

[39] Nestel DF, Black SA, Kneebone RL, et al. (2008) Simulated anaesthetists in high fidelity simulations for surgical training feasibility of a training programme for actors. Medical Teacher, 30(4): 407-413.

[40] Kneebone RL (2009) Practice, rehearsal and performance: an approach for simulation-based surgical and procedure training. JAMA, 302(12): 1336-1338.

[41] Oxford English Dictionary [Internet] (2013) Sep. Realismn, 4a. Oxford: Oxford University Press.

[42] Barrows HS (1993) An overview of the uses of standardized patients for teaching and evaluating clinical skills. AAMC. Academic Medicine, 68(6): 443-451.

[43] Nestel D, Cecchini M, Calandrini M, et al. (2008) Real patient involvement in role development: evaluating patient focused resources for clinical procedural skills. Medical Teacher, 30(5): 534-536.

[44] Cleland A, Abe K, Rethans JJ (2009) The use of simulated patients in medical education: AMEE Guide No.42.1. Medical Teacher, 31(6): 477-486.

[45] Nestel D, Kneebone R (2010) Perspective: authentic patient perspectives in simulations for procedural and surgical skills. Academic Medicine, 85(5): 889-893.

[46] Dieckmann P, Manser T, Wehner T, et al. (2007) Reality and fiction cues in medical patient simulation: an interview study with anesthesiologists. Journal of Cognitive Engineering and Decision Making, 1(2): 148-168.

[47] Stanislavski C (1984) My Life in Art. London: Geoffrey Bliss.

[48] Stanislavski C (1972) Building a Character. New York: Theatre Arts Books.

[49] Chekhoy M (1953) To the Actor: on the Technique of Acting. New York: Harper and Row.

[50] Artaud A (1958) The Theater and Its Double. New York: Grove Press.

[51] Grotowski J (1968) Towards a Poor Theater. New York: Simon and Shuster.

[52] Lecoq J (2001) The Moving Body. New York: Routledge.

[53] Kemp R (2010) Embodied acting: cognitive foundations of performance. Dissertation, University of Pittsburgh.

[54] Barrows HS (1987) Simulated (Standardized) Patients and Other Human Simulations. Chapel Hill, NC: Health Sciences Consortium.

[55] McNaughton N, Ravitz P, Wadell A, et al. (2008) Psychiatric education and simulation: a review of the literature. Canadian Journal of Psychiatry, 53(2): 85-93.

[56] Smith C (2012) Debriefing SPs after simulation events. www.vspn.edu.au (accessed 13 September 2013).

[57] Newlin-Canzone ET, Scerbo MW, Gliva-McconveyG, et al. (2013) The cognitive demands of standardized patients: understanding limitations in attention and working memory with the decoding of nonverbal behavior during improvisations. Simulation in Heathcare, 8(4): 207-214.

[58] Oxford English Dictionary [Internet] (2013) Sep. Improvisation, n.2. Oxford: Oxford University Press.

[59] Spolin V (1983) Improvisation for the Theater, 2nd edn. Evanston, IL:

Northwestern University Press.

[60] Salas J (1993) Improvising Real Life: Personal Story in Playback Theatre. New Paltz, NY: Tusitala Publishing.

[61] Halpern C, Close D, Johnson K (1994) Truth in Comedy: the Manual for Improvisation. Meriwether, Colorado: Springs.

[62] Johnstone K (2013) Impro: Improvisation and the Theatre. New York: Routledge.

[63] Fey T (2011) Bossypants. Sphere, London and Regan Arthur Books/Little. New York: Brown and Company.

[64] Madson PR (2005) Improv Wisdom: Don't Prepare, Just Show Up. New York: Bell Tower.

[65] Wallace P (1997) Following the threads of an innovation: the history of standardized patients in medical education. Caduceus, 13(2): 5-28.

[66] Chandler D, Munday R (2011) A Dictionary of Media and Communication, Fourth wall. Oxford: Oxford University Press.

[67] Brecht B (1949) A new technique of acting. Theatre Arts, 6731(1): 38-49.

[68] Boal A (1992) Games for Actors and Non-Actors. 2nd edn. London: Routledge.

第7章

模拟互动和真实互动
——对话分析场所

作者：*Ged M Murtagh*

▶▶ 关键信息

- ● 真实互动应该是模拟情境的主要目标之一。
- ● SP 与学员之间互动的真实程度，是掌握以病人为中心的交流技能的关键因素。
- ● 对"真实"病人故事的模拟有时会导致 SP 与学员之间的"权力"差异，前者在互动中扮演了更不真实的主导角色。
- ● 对话分析研究可以为技能习得提供更坚实的基础，有助于确保沟通行为的真实性。

概　要

在 SP 与学员之间互动时，真实互动是主要目标之一。本章审视了互动的真实性问题，并思考了社会学理论能够在多大程度上帮助 SP 角色扮演。本章回顾了关于 SP-学员互动中社会语言学方面的研究，并提出了塑造 SP 角色的另一种方式。

引　言

SP 已经成为医学教育不可或缺的一部分，并且有证据表明，SP 在专业技能的教学和评估中是有效的[1]。作为一种教育工具，SP 能用于模仿带着特定医学问题来医疗机构的病人。学员就像对待真正的病人一样对待 SP，并试图通过运用适当的沟通技能给予他们合适的处理。通常情况下，SP 会基于真实病人的故事，以病人的身份出现在交流中。SP 的角色可能具有一定的性格特征，这在很大程度上会影响 SP 与学员之间的互动。另外，学员在进入房间接诊病人之前，会收到一份关于病人和病情的任务简介。随后，学员面临的挑战是如何以合适的方式准确地采集病人病史，要做到既适合表现病情又尊重病人。类似这种交流情境构建了一个有效的论坛，以示范最佳 / 失效的实践范例（展示这些范例用于审视和讨论），并能识别其中优秀的特征。

这种论坛的效力在很大程度上取决于双方之间发生的交流。如果 SP 的互动方式在某些方面不太真实，会对学习过程产生负面影响。因此，这在很大程度上取决于 SP 在扮演角色时的沟通行为。然而，令人担忧的是，SP 在这些交流情境中实际的互动方式很少受到关注。本章提出的论点是：正如高仿真模拟活动使用和模拟临床实践的特征以确保真实性一样，SP- 学员的交流情境也应采用能够捕捉病人实际沟通行为关键特征的方法，以提高 SP 扮演角色的真实程度。

表象和现实：互动的真实性

对学习和实践进行细致的情境化设计，对于确保真实性以及实际情境和模拟情境（用于检验能力）之间的密切关系至关重要[1]。然而，有两个潜在的障碍可能会使实际与模拟情境之间的密切关系出现问题。第一个障碍是用真实病人的叙述构建 SP 角色。其背后的基本原理是保证真实的观点被纳入模拟交互情境。然而，从互动角度来看，使用真实病人的叙述可能不足以保证其真实性。从本质上来说，由真实病人提供的角色塑造的信息是对实际发生的事情的二次描述。即使是最准确的二次描述，也很难避免语言上的修饰、事件优先级的重新排序等类似情况，而这些都是用这种方式设计角色时无意中造成的结果。

这就引发了对于第二个潜在障碍的思考，SP- 学员的交互情境几乎与现实生活中可能发生的事件相反，这具有重要意义。事实上，医疗专业人员通常有一个问诊的"心理地图"，而病人往往不知道该期待什么。在模拟情境中，SP 通常已经多次表演过这个角色，会携带"剧本"到达现场，因此，对于接下来要发生什么，SP 有更明确的想法和"心理地图"。而学员往往是第一次参加这种交互情境，在许多情况下，学员会有一份摘要，但这并不意味着学员会知道具体要发生什么。从这个角度看，可以认为，SP- 学员之间交互的实际情况可能与现实中医生和病人之间的情况相悖。在这两种因素的作用下，SP 在模拟情境中可能占据更主导的地位（非真实的），这在现实生活中对病人来说极少发生。

这是 de la Croix 和 Skelton 研究的主要发现之一[2]，他们检查了 100 份对 SP 与学员之间问诊进行评价的录像带。de la Croix 和 Skelton 扩展了 Friedson 著作中关于专业优势的概念[3]，即通过内在措施（如控制谈话时间和打断对话等），研究互动优势。de la Croix 和 Skelton 在研究 SP 互动情境中话语分布和打断情况时发现，SP 打断学员的情况越频繁，越会在互动中呈现主导地位，他们认为，这在真实的医患互动中是不太可能发生的。de la Croix 和 Skelton 建议教育者不应该忽视在特定的问诊情境中教授常规的交流技能所面临的困难。否则，不真实的互动可能导致模拟情境的教育目标胜过更为重要的专业目标。

de la Croix 和 Skelton 承认很难定义什么是打断，也承认他们的分析有点简单（仅将某些单词和中断事件作为互动优势的指标）。但互动优势的概念显示该项分析并非没有困难。互动中的一方对另一方的"对话优势"的程度，是由对话者自己实时决定的，而不是事后将对话的顺序曲解为"对话优势"的指标。此外，举例来说，医生可能在问诊中说得很多，但这本身并不能说明对话的实质和动态性。对于医生的问题，病人总是作出最小限度的回应（不论他们的设计如何），这就将责任推回给了医生，从而造成医生说更多的话 [4, 5]。即使医生积极寻找方法让病人更多地参与进来，病人在问诊时的实际语言贡献也还是低于医生。在某种程度上，de la Croix 和 Skelton 承认了这些观点。然而，正如病人常常自然地适应从医生那里取得主导地位一样，学员在 SP 情境中也常常适应 SP 取得主导地位的事实。不论学员的经验如何，最终他们都知道他们并不是在与真正的病人交流。正如 de la Croix 和 Skelton 所说，"对话优势"的证据与其说是机构影响力使然，不如说是参与者自然地使他们自己适应特定的互动情境。

尽管如此，de la Croix 和 Skelton 建议不应太关注缺乏真实感的问题，并且为了医学教育，这种情境通常会融入足够的真实感。这个观点在一定程度上得到了 Seale 等的认同 [7]。他们认为，在模拟情境中，学员会采用多种交流技能，其复杂性可能实际上会凌驾于真实性之上。通过对这种情境的处理可能会促进提升临床工作所需要的语言技能。他们认为，参与者通过为保证真实性而进行的互动工作，可以学到很多东西。因此，从培训医学初学者的角度来看，不真实的因素（例如 SP 占据更主导的地位）实际上可能具有一定的价值。他们认为，不管模拟情境的真实性如何，提供可以探索和试验不同医患交流行为的安全环境，实际上就可以提高训练效果。

根据 de la Croix、Skelton 和 Seale 等的观点，人们看到，在特定的情况下可以将非真实性作为发展和提高交流技能的一种手段。然而，当病人试图扮演更占主导地位的角色时，我们能从什么方面确定他们与学员的互动方式准备反映了典型的互动模式？此外，当基于这种理解，即与 SP 的互动本身会鼓励参与者学习和开发新的医患沟通技巧，且这些技巧也有助于满足医疗工作的需求，我们能够放心地将真实性问题放在一边吗？

捕捉真实性——对话分析的作用

前面我们讨论过关于学习和实践情境的两个潜在的障碍。即使是技巧最娴熟的专业演员，模拟充其量也只能达到仿真的程度。参与者如何互动通常反映了模仿和角色扮演。在考虑最大限度实现互动的真实性时，SP 情境的问题是，该角色的设计最终取决于对互动方式的直观理解，特别是当基于真实病人的故事时。然而，我们对对话的理解，往往与实际语境不一致 [8]。

在授课之前，SP 常常询问如何提出或以何种方式提出特定话题。这些问题很重要，然而无论人们对特定环境或特定病人的情况有多熟悉，这些问题都不会得到满意的答复。病人实际如何提出特定话题，他们提出话题的方式，以及与专业人士沟通行为之间的关系，对于形成这些专业的沟通实践和问诊行为是至关重要的。与 de la Croix、Skelton 和 Seale 等人提出的"追求真实性不应该是 SP- 学员交流的首要目标"的观点相反，本文的观点是，互动的真实性是任何 SP- 学员交流的中心点，且确实需要好好观察病人与医生对话时的实际沟通行为，以保证学习与专业目标更紧密地结合。

对话分析是一种社会学方法，它包括互动中自然发生的对话的前后顺序和定位的描述。其应用于医学情境中的研究可以追溯到 20 世纪 80 年代中期 [9-11]，其中有些集中于临床问诊上。这些研究的主题覆盖了问诊的整体结构 [12]，病人如何陈述问题 [13]，病人如何传达自己关于这些问题的解释 [14]，医生和病人如何有序地问答 [11, 15]，以及病人如何回应医生告知诊断的方式等 [5, 16, 17]。所有这些研究都说明医疗行为中的医患交流是如何通过系统地组织病人和医生之间的互动来完成的。

对话分析方法的严谨性体现在对任何一段谈话的描述都必须以观察为基础，才能有效 [18]。对话分析有一个内置验证程序，其中关于特定话语有效或无效的判断可以通过下一轮谈话得到证明。这就意味着，分析者关心的是对话者本身如何在轮流对话的基础上展示他们对彼此谈话的理解。例如：病人对医生诊断的回应（口头 / 非口头）体现了其是在当前情况下如何解释该诊断的相关性（表 7.1）。这为描述病人回应的系统性和组织性提供了有用的分析方法。更重要的是，它提供了类似于"证明程序" [19] 或验证检查的方法，对任何有关回应或谈话形式的分析判断进行验证。通过这种方法，分析对于对话者的各种社会心理倾向既不敏感也不依赖，而是以谈话的经验观察、对我们语言运用和文化的共同理解为基础 [19]。

所有的病人都是不同的且独一无二的；然而，一旦确定了一种现象或做法，分析者就可以开始收集大量相同的实践，以确定其系统属性和在特定场合的规律性。在收集了大量的实例之后，作为分析的第一步，我们可以着手对有关做法进行初步定性。当出现一个与已确定的常规做法不同或有提示偏离的情况时，就有可能进行异常案例分析。"离经叛道"的案例可以用来强调原有确定做法的系统属性，也可以用来捕捉该做法组织特征的变化 [18]，而这些特征反过来又可能修改所提出来的分析主张。

表 7.1 中所摘录的内容来自 Heath 的研究 [5]，他考察了在问诊和诊断阶段医生与病人之间的互动。Heath 观察到，在医生给出诊断后，病人通常会给出微乎其微的回应。他提出这种现象与病人对临床专业的顺从和尊重相关。然而，Heath 认为，这种尊重在互动中也受影响。在表 7.1 中，关键沟通行为用 → 标记。

表 7.1　病人对诊断的回应

		记录符号
° °		标出的话用 "。" 表示轻声说话
(.)		用 "." 表示微停顿
(1.0), (0.5)		表示1秒和1/10秒的沉默
[好的]		
[是的.		前面有方括号的对话表示两个不同的人说话重叠

请看下面的例子：

1.　Dr:　→　这个堵了
2.　　　　(.) 另一个没有.
3.　→　(1.2)
4.　Dr:　你想什么时候做?
5.　　　　(.) 下周怎么样?
6.　P:　好的.
7.　　　　(1.2)
8.　Dr:　→　如果你愿意，请致电
9.　　　　接待处：(0.5)姑娘们，(0.5)在您离开时
10.　　　姑娘们
11.　　　会为您预约

　　Heath 指出，在告知诊断之后，病人拒绝立即作出反应（第 1～2 行）。第 3 行中有 1.2 秒的停顿（在日常会话中是一个值得注意的事情），旨在为病人再次提供回应的机会。Heath 声称，病人不回应，表现出他们倾向于最少参与，重新构建了事件发生的顺序，使得医生在诊断报告中加入治疗和管理方案。在第 6 行，病人回应时，又有 1.2 秒的停顿，为病人再次提供发言的机会。而这个机会再次被病人拒绝了，所以医生继续。

　　Heath 通过对很多相似例子的研究，使人们开始关注病人交流行为的特点，以及病人如何通过这些行为来安排自己的参与情况。Heath 的研究表明，即使给病人回应的机会，病人也可以拒绝，而以特定的方式限制自身的参与互动度。因此，任何互动

不对称或实际的"对话优势"都是在轮流进行的对话中协商的产物。Heath 等的研究（以及 Robinson 的研究 [4]）为我们提供了解病人实际和普通交流行为的直接视角。这可以用作 SP 角色和特定交流行为模式微调的基础。

对话分析的支持者一般会研究不同社会背景下自然发生的社会互动，因为这历来是对话分析的主要原始数据。这样做的部分原因是为了捕捉普通说话者在彼此互动中自然而然遵循的顺序和结构规则。Seale 等 [7] 在研究中采用对话分析方法，并指出，由于对自然发生的谈话进行分析一直很受关注，在其他环境中的"人工"互动（如电视和广播中有脚本的演讲）在很大程度上仍未得到检验。但是，他们认为，模拟互动虽然是有脚本的，但它提供了另一种互动数据的来源，也值得用这种方法进行研究。

弥合真实互动与模拟互动之间的差距

对话分析如何被用来保证 SP 情境中的真实性？ Stoke[20] 发明了一种创新的方法，利用对话分析的概念和经验来提供角色扮演的互动信息。Stoke 的方法涉及搜集实际互动（例如医生与病人之间的）的音频或视频记录。第一步涉及识别一个或一系列的摘录，这些摘录展示了交互的问题，这个问题可能导致成功或不成功的结果。这种交互可以转录（采用对话分析规则）。之后在工作坊，文字稿会与录音逐行呈现。在播放一小段音频或视频记录之后，参与者被要求评价这种互动的轨迹，并且就互动中出现的问题提供可行的解决方案。

通过这种方式，可以检测各种互动的片段，提供实际沟通行为的技能库。这个技能库可能包括：病人在问诊中如何提问，如何将这些问题与医生的实际交流行为联系起来，并安排在相应的时间点上，病人如何回应信息传递，病人如何表达他们的信息需求并且参与决策制定，以及病人通常如何构建在问诊过程中的参与度。Stoke 方法的优势在于将音频和文字记录一起呈现，为每句话提供语境，即实际说话的方式。这还有一个额外的好处，即当互动一轮接一轮地开展时，参与者能够及时了解互动轨迹。

为了增强 SP 在医学培训中的作用，可以进一步发展 Stoke 的方法。即一旦通过互动分析建立了可行的沟通行为技能库，就可以用沉浸式模拟来重现选定的问诊经历中沟通过程的关键要素。SP 可能被要求根据转录材料构建场景，并基于真实的医患交流实践（以真实病人为依据）扮演病人角色。用真实的情境来校准每一次表演，可检验其真实性。这个过程将允许对各种问诊情境进行严格测试，以识别真实交流实践的有效性和无效性。关于 SP 的作用，我们能够应用这些发现来展示 SP 在问诊过程中的实际参与方式。因此，SP 培训和角色设计改进会缩小模拟情境与真实互动的差距。

这种方法将在利用 SP 实现真实性互动方面取得重大进展。不过，这种方法需要大量人力，而且成本较高，对实际问诊数据和音频记录的使用还需要伦理审批，并且至少需要有一名精通对话分析的成员来建立和运行数据工作站。因此，虽然从教育和专业的角度来看，这种角色设计的方法有很多优点，但是从实践的角度来看并不太吸引人，因为上述一些要求不易实现。

因此，我们可能需要一种更实用的替代方案，它保留真实交互模式作为角色设计指导的原则。目前，对话分析法现在已经积累了相对较多的研究成果，这些研究如何通过医生与病人之间的互动共同创建问诊行为。这些研究（如上所述）对于病人如何在不同的临床环境中进行自我管理和互动有重要的启示。不熟悉对话分析的人也可以从这些研究成果中获益良多，并且这些成果可以作为 SP 培训工作坊的基础，重新审视他们在交流中的作用，同时重新审视病人的真实沟通行为。这或许可以作为在医学教育中思考如何运用 SP 方法论的开端。

小　结

本章旨在强调医学教育中一个重要但被普遍忽视的问题——SP- 学员之间互动的真实性。通过使用对话分析研究的实证结果和该领域的最新研究，来讨论对话分析作为一种方法如何在 SP- 学员的互动中利用真实性。本章并没有描述 SP- 学员互动中的具体情况，以及这种情况如何随着新手的训练水平变化而变化等，也没能有效地处理学员在交流情境中扮演学员角色对互动的影响。即使是真实的病人，在与医学生交谈时，也可能比与临床医师交谈时占据更为主导的地位。然而，将对话分析应用于 SP 在互动中的角色，并设计书面 SP 角色，是在 SP 与学员会面时实现专业与教育目标充分融合的一个有效途径。

参考文献

[1] Kneebone R, NestelD, WetzelC, et al. (2006) The human face of simulation: patient-focused simulation training. Academic Medicine, 81: 919-924.

[2] de la Croix A, Skelton J (2009) The reality of role-play: interruptions and amount of talk in simulated consultations. Medical Education, 43: 695-703.

[3] Freidson E (1970) Professional Dominance. Aldine, Chicago.

[4] Robinson J (2003) An interactional structure of medical activities during acute visits and its implications for patients' participation. Health Communication, 15(1): 27-59.

[5] Heath C (1992) The delivery and reception of diagnosis in the general-practice consultation. In: Drew P, Heritage J (eds) Talk at Work: Interaction in Institutional Settings: 235-267. Cambridge: Cambridge University Press.

[6] Murtagh GM, Furber L, Thomas AL (2013) Patient-initiated questions: how can

doctors encourage them and improve the consultation process? A qualitative study. BMJ Open, 3(10): e003112.

[7] Seale C, Butler CC, Hutchby I, et al. (2007) Negotiating frame ambiguity: a study of simulated encounters in medical education. Communication and Medicine, 4(2): 177-187.

[8] Schegloff EA (1996) Confirming allusions: toward an empirical account of action. American Journal of Sociology,101(1): 161-216.

[9] Heath C (1981) The opening sequence in doctor-patient interaction. In: Atkinson P, Heath C (eds) Medical Work: Realities and Routines: 71-90. Gower, Farnborough.

[10] Beckman HB, Frankel RM (1984) The effect of physician behavior on the collection of data. Annals of Internal Medicine, 101: 692-696.

[11] West C (1984) Routine Complications: Troubles with Talk Between Doctors and Patients. Bloomington, IN: Indiana University Press.

[12] ten Have P (1989) The consultation as a genre. In: Torode B (ed.) Text and Talk as Social Practice: 115-135. Dordrecht/Providence, RI: Foris Publications.

[13] Heritage J, Robinson J (2006) Accounting for the visit: giving reasons for seeking medical care. In: Heritage J, Maynard D (eds) Communication in Medical Care: Interaction Between Primary Care Physicians and Patients: 48-85. Cambridge: Cambridge University Press.

[14] Gill VT, Maynard D (2006) Explaining illness Patients' proposals and physicians' responses. In: Heritage J, Maynard D (eds) Communication in Medical Care: Interaction Between Primary Care Physicians and Patients: 115-150. Cambridge: Cambridge University Press.

[15] Frankel RM (1990) Talking in interviews: a dispreference for patient initiated questions in physician-patient encounters. In: Psathas G (ed.) Interaction Competence: Studies in Ethnomethodology and Conversational Analysis: 231-262. Lanham, MD: University Press of America.

[16] Perakyla A (2006) Communicating and responding to diagnosis. In: Heritage J, Maynard D (eds) Communication in Medical Care: Interaction Between Primary Care Physicians and Patients: 214-247. Cambridge: Cambridge University Press.

[17] Maynard D (1992) On clinicians' co-implicating recipients' perspective in the delivery of diagnostic news. In: Drew P, Heritage J (eds) Talk at Work: Interaction in Institutional Settings: 331-358. Cambridge: Cambridge University Press.

[18] Perakyla A (1997) Reliability and validity in research based on tapes and transcripts. In: Silverman (ed.) Qualitative Research: Theory, Method and Practice: 201-220.

London: Sage.

[19] Pomerantz A (1990) On the validity and generalisability of conversation analytic methods: conversation analytic claims. Communication Monographs, 57(3): 231-235.

[20] Stokoe E (2013) The (in)authenticity of simulated talk: comparing role-played and actual interaction and the implications for communication training. Research on Language and Social Interaction, 46(2):165-185.

第8章

标准化病人方法论与医学教育论述

作者：*Nancy L McNaughton, Brian Hodges*

▶▶ 关键信息

● 标准化病人（SP）方法论的主导思想包括表演能力、心理测量学作为衡量表演的方法和以病人为中心的照护。

● SP 是受教育需求影响形成的一种方法论，它与医学模拟并存，而不是其中的某一模式。

● 医疗行业内部以及整个社会中的社会和文化影响都对 SP 方法论的发展有所贡献。

✎ 概　要

在本章中，我们阐述了 SP 及 SP 方法论（主导医学教育的特定话语的产物）在过去 50 年的发展。在这里，"话语"一词不仅指语言和说话方式，还指"系统地形成他们所谈论对象的做法"[1]。我们认为，不同的话语可能会使 SP 在医学教育中具有特殊的实践和作用成为可能。通过对这一主题的论述，我们认识到医学教育中塑造该领域的社会文化影响，并说明了由此产生的对 SP 和 SP 方法论的一些益处和挑战。

💬 引　言

历史时间点上的大事件，以及与之相关的人物和地点，通常有很高的高度和很大的跨度，并且最终的成功（或失败）也常按照时间顺序得出。我们知道 SP 是霍华德·巴罗的创意，他在 1963 年发现了将神经病病人的临床体征（有时并非 SP 自身的症状）作为教授和测试医学生查体技能方法的有效性。关于这个故事和 SP 方法论在医学教育中的发展轨迹有许多精彩描写[2-6]。

本章的目的略有不同，我们期望本章内容有助于理解 SP 方法论的复杂性以及形成这种方法论的力量。

我们很好奇什么样的社会文化观点可以允许 SP 作为测试和教授临床技能的一种特定方法，并在过去 50 年得以确立和蓬勃发展。福柯（Foucauldian）对"话语"的定义表明，语言可以"系统地形成了它所谈论的对象"[1]。我们认为，SP 就是这样一种对象。也就是说，SP 的概念源自描述 SP 的语言和他们所从事的特定实践。我们所作的是一种谱系学的工作，它承认这项特定的实践是通过交谈、思考和观察的方式来实现的。SP 的不同应用（如教学和评估）已针对教学需要以及 SP 作为自身医疗的合作伙伴的重要性和医患关系的不断变化，战略性发展起来。

本章将详细阐述如何将表演能力、心理测量评价系统以及以病人为中心的照护整合到一个矩阵中，并为 SP 实践的形式和可能性提供信息。我们还将引导读者了解不同的话语。然而，这并不是严格意义上的历史研究，因为不同的话语经常重叠，在同一时间、同一地点广泛共存。随着社会和文化条件的改变，规则与实践也发生演变。我们追溯不同话语产生的历史背景，并关注 SP 方法论的变迁，旨在为理解 SP 及 SP 方法论在更广泛卫生行业中的定位提供不同的视角。

能力、表演与观察

表演应具备可观察性。它涉及动作、姿势、运动和言语的呈现，可以通过练习、重复和表演 - 反馈 - 表演的反复循环来实现学习或改进[5]。在 20 世纪 60 年代，医学教育发生了转变，临床能力被视为一个人能够做什么，而不仅仅是知道什么。这种转变促使人们渴望新的临床技能教学和测试方法。这次转变的主要推动者乔治·米勒（George Miller）认为，医学教育应该从单纯评估知识（"知道"）转向评估学生实际临床技能（"如何展示"）[7]。他提出了能力金字塔模型，该模型以表现为核心，强调了表现能力在医疗实践中的关键作用。这种理念推动了更多互动和体验式学习及评估。现场模拟作为一种教学和评估方法，能够通过实践应用和观察来培养临床技能，并为非专业人士进入医学课堂提供便利。

对于神经病学家霍华德·巴罗而言，表演、练习与观察是至关重要的，他也成为现场模拟的首创者和首个开发"程序化病人"的人[8]。他将模拟的发展描述为对 20 世纪 60 年代医学教育中所普遍存在的缺乏观察和反馈现象的回应[5]。反馈在模拟情境中是具有重要价值的一项特征，因为其视角源自受试者的独特观察。与米勒一样，巴罗也认为观察表演的能力是医学生所必须具备的技能，以便进行自我评估和提升。巴罗的创新性在于他将表演者与模特引入医学课堂，创造了具有症状、病史和身体检查结果的病人角色。这样做提供了一种可预测性，这是真实病人因多种原因（至少是他们自己的医疗状况）而无法提供的。根据巴罗的说法，SP 可以被老师们用于应对临床问题。他可以被多名学生连续检查，并向每个学生呈现完全相同的画面和问题[8]。这项新技术不仅可以更好地控制教学与测验的临床材料，而且也能使学生从多种观察中获益。

SP 通过提供反馈意见，可以充分体现病人的观点，并进一步强化 SP 的作用。反馈作为一种实践，是基于可观察到的行为及其对 SP 的影响的。同时，反馈对于提高 SP 在各类学习环境中的价值以及作为教育者的专业化程度，具有至关重要的意义。SP 从模拟病人的角度提供关于临床技能、病史采集、体格检查及医患沟通能力的反馈[9]。在进行此类反馈时，SP 会密切关注学员在问诊过程中的感受，并通过口头和（或）书面的形式，传达可观察到的具有建设性意义的重要信息。

美国儿科医师斯蒂尔曼（Stillman）提出了一种新的方法，以应对病人权威日益增强的现象。由于担心教师对学生技能缺乏观察，她招募并培训了一批母亲，采用亚利桑那临床面试评级量表（Arizona Clinical Interview Rating Scale，ACIR）的等级评估法，对学员的面试进行反馈[10]。斯蒂尔曼最终扩展了这个教师队伍，将慢性病病人纳入其中，与他们一起工作，培养他们评估普通面试以及体格检查的技能。她的目标是将非专业人士培养成为病人指导者，该举措产生了深远的影响。这些病人指导者是教师，特别是女性，她们作为评估者运用 ACIR 提供反馈意见，她们在医学教育领域扮演的角色也逐渐合法化。她的这些早期工作不仅为非医疗专业人员和真实病人在教学与评估方面提供了用武之地，而且通过 SP 的逐步专业化扩展了 SP 方法论的内容。

综上所述，自 20 世纪 60 年代中期开始，随着表演相关话题的兴起，医学课堂中的非专业人员开始受到关注。对于这些非专业人员是什么、能成为什么、可以或应该扮演什么角色，以及他们被称作什么的问题，逐渐明朗。在过去的 50 年中，这些名称、角色及其作用促进了 SP 的合法化。医学生需要练习临床实践技能以提高他们的能力，而医学教育者则需要观察医学生的表现。这使得表演进入了课堂，并推动了 SP 在新的模拟训练与学科中的应用。

以病人为中心的论述与沟通技能

以病人为中心的医疗需要临床医生在心态上作出一些改变。首先，专业人员负责而病人被动的观念在这里并不适用。为了达到以病人为中心的目标，医生必须赋予病人权利，并在医患关系中分享权利，这意味着要放弃传统应由专业人士掌握的控制权。这是以病人为中心的实践所必需的要求[11]。在 20 世纪 70 年代，"以病人为中心"的理念逐渐兴起，这与当时一系列更为广泛的社会变革趋势相一致。例如，随着医疗费用的不断增长，病人的消费主义倾向越来越明显，病人期望能与医生建立平等的关系。同时，其他医疗专业的竞争日益激烈，循证医学的概念逐渐深入人心，政府和各种机构对医生的监督力度不断增加[12]。以病人为中心的临床方法废除了客观的线性逻辑，这种逻辑缺乏人情味，只关注生理病理和医生的隐性权力，取而代之的是一种复杂的逻辑，关注病人的痛苦、情感、信仰以及人际关系。临床培训的主要焦点是病人照护，而不是疾病本身的理论知识，这种理念为 SP 在医学教育中所扮演的角色日益合法化提供了伦理学与教育学依据。这种话语以建立关系为基础和在医疗卫生实践中重新强调以人文为基础，并且需要良好的沟通技巧和能力才能成功。以病人为中心的话语兴起后，人们开始将沟通作为一种必要的技能，将反馈作为一种特定的进阶技能，并制定了评估沟通技能的评分标准，来测量结果的质量。

1991 年，多伦多共识会议召开，正式将沟通技能教学与病人的临床结果联系起来，并发布了《医患沟通：多伦多共识声明》（Toronto Consensus Statement），其汇集了数十年间的研究成果，支持了有关病人投诉、误诊、医患分歧等问题"与临床能力无关，而与沟通有关"的说法[13]。

这是全球卫生专业人员危机的一部分，公众对加强问责制的要求已经激发了对医学院校以及其他医疗许可和认证机构的关注。沟通技巧已不再被视为"软科学"，而关怀和同情也已不再被认为与生物医学科学无关紧要。相反，它们将与其他临床技能一起被合法地应用于实践，展现出引人关注且影响巨大的崇高目标。该话语的兴起，有可能将 SP 工作的价值定位为向新一代医生逐步灌输实践技能（沟通）和"知道如何做"全面的以病人为中心的关键。即使在今天，这仍然是医学院校中现场模拟和 SP 存在的核心理由。

《医患沟通：多伦多共识声明》标志着医学教育的一个新起点，至今仍然对课程设计、实施、评估和研究产生深远影响。该报告呼吁建立"高度结构化的项目，对特定技能进行识别、展示、练习和评估……""对沟通能力、教师发展和持续的注意力进行有效和可靠的评估……还应关注学生的情感问题"[13]，确保 SP 与其他教育要素（如录像、音频回顾、角色扮演）一起作为"有效工具"的地位与价值。

以病人为中心的论述已被视为混合模拟等创新方法的依据之一。正如 Bleakley 等观察到的，同事们提倡以病人为中心的模拟，因为他们希望在模拟学习的过程中融入真实情境驱动的沟通以及职业素养，为模拟学习带来人性化的一面[14]。

在医学教育领域，一个有趣的细微差别是在医学院使用非专业人士进行教学所造成的权力差异。SP 实际上并不是真实的病人（病人指导者除外），也不代表真正的病人。事实上，他们经常会按照医生的想法描绘特定病人的体验，并呈现为"病例"。巴罗在早期的一篇文章中强调 SP 相对于真实病人的优势正是他们缺乏个人特征[15]。对于 SP 和 SP 教育工作者而言，这颇具讽刺意味。因为他们通过商议，将他们自己关于教授特定和多样化病人病情展示方面的专业知识转化为一种地位，并以此来解决医疗专业人员"以病人为中心"的照护方面的利益问题。

总而言之，"以病人为中心"的医疗理念已深入医学的职责与使命中。尽管 SP 的工作与这种理念存在关联，但其并非由此产生。相反，其理论基础是后续才出现的。如我们所知，SP 参与医学院教学是因为医生需要通过技能表现来证明自身能力。尽管如此，扩展 SP 方法论的逻辑范畴，更好地实践、观察和测量学生的学习情况，使之与以病人为中心的服务要求相一致，这只是一个小幅的跳跃。如今我们看到 SP 强化教育的逻辑在三个新兴领域也有类似的扩展：跨专业学习、病人安全和披露医疗差错。然而，有时更为艰难的是将 SP 作为一个人，而不只是工具或者技术；他或许只是一个扮演角色的演员，但同时也是积极构建真实医患关系的人。

评估／心理测量学

心理测量学是与心理学和统计学相关的一门学科，其基础是将人类特征与行为转换为数据，以进行比较[5]。

心理测量学从 20 世纪 80 年代开始流行。它与已经存在的表现和观察的话语，共同形成了一系列合法化的评估实践，这些实践至今仍在医学教育领域中发挥作用。这些观点共同为新的评估技术创造了肥沃的土壤，例如客观结构化临床考试（objective structured clinical examination，OSCE）被认为是将学生表现转化为可测评数据的最佳工具之一。在 20 世纪 70 年代，OSCE 的采纳与推广将 SP 方法论的核心优势进一步确定为表演可重复、内容易于掌控、可容纳多种表演且不易被察觉等[16]。正如巴罗所指出的，SP 在医学领域最大的优势之一是他们能够准确客观地测试临床表现[8]。这种可观察的、多站式的考试旨在衡量学生的表现，评估教学方法的有效性，并为公平、客观、可靠、可重复和有效地评估学生表现提供依据[17]。虽然多站式基于表演的考试在文献中有多种术语表达，但 OSCE 已经成为其中最为人所熟知的名称。到 2020 年后，OSCE 已经不再是新鲜事物，它已被世界各地的医学专业人士广泛实施，并成为医学教育领域研究和报道最多的技术之一。

20 世纪八九十年代，在接受过心理测量学训练的医学教育家的影响下，评估更加重视标准化、可靠性和有效性。随着心理测量学的兴起，有必要为评估学生表现开辟新的场所和流程，同时临床教师与 SP 也需要扮演新的角色来观察和评估这些表现。SP 被转变成标准化病人（standardized patients），正如华莱士（Wallance）在《医学教育中标准化病人的历史》中所指出的，当医学教育研究的重点急剧转向研究临床表现评估时，"标准化"一词就开始被普遍接受了[3]。

心理测量与评估不仅改变了 SP 参与的活动，还为其提供了平台，促使这些教育工作者在医学教育中进一步实现专业化。随着对各种医疗专业表现和不同技能组合的评估需求日益增加，SP 可作为观察和评估教师表现的工具；但在某些地方，他们已成为临床技能评估者。后者的发展导致培训和评估激增，以确保评估的准确性。20 世纪 70 年代，英国的 Harden 及其同事可能没想到 OSCE 会成为外国受训医师在本国取得执照和执业资格的国家级评估工具；现在大型考试组织普遍采纳并进一步发展了该工具，以服务于心理测量。如今，OSCE 经过严格的改进，已经达到了最高程度的标准化和最大限度可靠性。其轮换方式组织有序、严格标准化的测量方法以及大量数据的收集已经成为心理测量学话语占主导地位的证明，因此，这些 OSCE 与 Harden 为医学生创建的第一次考试相比，仅有少量的相似之处 [5]。

在社会文化层面，OSCE 在地方、区域与国家之间的不同主要体现在运用 SP 的考试上。最明显的是在 OSCE 中，SP 扮演了不同的角色，这些角色在国与国之间尤为不同。关于谁应该被授权担任 OSCE 评估员，可以通过文化过滤器进行检验。例如在美国，经济上优先考虑的是效率和节约成本，这使得 SP 考官被视为比医生考官更易获得且成本更低。因此，SP 考官是美国医师执业考试系统（临床技能评估）的基础。而在加拿大和英国，则一直努力维持医师考官在 OSCE 中的重要作用。这种观点基于同行对专业能力的判断、医学教育中的志愿服务传统，以及对心理测量学的重视程度不如对真实性的重视 [18]。

总之，随着 OSCE 的引入，一系列技术被整合在一起，包括 SP 的角色创建、角色培训、角色标准化、角色塑造、评估工具创建（如检查表和观察协议等），所有这些都使 SP 处于中心地位，并逐渐成为模拟教学评估方法的领导者。SP 参与评估，已成为 SP 方法论中一种独特的标准化分支的主要组成部分，为 SP 教育工作者在健康专业教育中塑造了新的有分量的角色。SP 教育工作者在大型国家卫生专业许可组织中处于领导地位，如美国国家医学考试委员会、加拿大医学委员会、外国医学毕业生教育委员会，以及医学院校。心理测量学的讨论和 SP "家族" 中标准化的评估分支在提供机会的同时，与 SP 作为创造性艺术参与和服务于学习，面临着一些挑战。

小　结

SP 方法论自诞生至今历经 50 余载。该方法论的出现与发展，旨在积极响应并有效支持医学教育领域的创新与合法化，深刻反映社会与文化的影响力。在历史长河中，SP 方法论的应用和 SP 的实践经历了诸多变革，这些变革在不同时期、不同地域中各有差异。这些差异在一定程度上是由不同话语体系的兴衰所决定的，这些话语包括心理测量学和以病人为中心的照护能力的表现。本文旨在探讨这些不同的话语体系在创造机会的同时，如何提出挑战。

随着医学教育领域的发展，SP 的角色也在不断发生变化，为 SP 创造了成为教育者、管理者、顾问和学者的新机会。

在教育领域，SP 方法论在问世多年后依然能够成功适应不同的教育与专业培训需求，这点从 SP 教育在混合式、沉浸式大规模灾难模拟培训等领域应用的进一步发展中得到了很好体现。同时，如前所述，基于 SP 的教育已经扩展到除健康专业实践以外的专业发展和教育领域。

最后，我们希望强调一个重要的观点：在 SP 发展 50 年后，还仅仅将其视作一种工具或技术已经远远不够了。SP 教育工作者以及 SP 大多本身具备丰富的专业知识，涵盖了关于合格实践的临床与非临床的各个方面，也包括临床问诊的流程与组成部分、体检的技巧，以及在医疗互动中情感要素的把握。当前，SP 教育工作者在模拟学习方面扮演着推动者的角色，他们有时会与临床教师合作，有时则独立承担这一职责。他们的工作对象既有学生，也有执业的专业人员。他们的合作伙伴不仅包括医学生和医生，还包括其他卫生专业人员和许多专业团体。SP 教育工作者将 SP 实践作为一种技巧和方法进行课程设计，提出倡议和创新。从被视为"教学"的工具，到用自己的技术和方法进行"教学"的教育者，这是一个重要的专业化转变。今天，SP 与 SP 实践通过独特且完善的教育方法，已成为模拟领域中推动健康专业教育进步的重要力量。

参考文献

[1] Foucault M (1980) Power/Knowledge Selected Interviews and Other Writings 1972—1977. New York: Random House.

[2] Barrows HS (1987) Simulated (Standardized Patients) and Other Human Simulations. Chapel Hill, NC: Health Sciences Consortium.

[3] Wallace P (1997) Following the threads of an innovation: the history of standardized patients in medical education. Caduceus, 3(13): 5-28.

[4] Adamo G (2003) Simulated and standardized patients in OSCEs: achievements and challenges. Medical Teacher, 25(3): 262-270.

[5] Hodges BD (2009) The Objective Structured Clinical Examination: A Socio-History. Cologne: Lambert Academic Press.

[6] May W, Park JH, Lee P (2009) A ten year review of the literature on the use of standardized patients in teaching and learning: 1996—2005. Medical Teacher, 31: 487-492.

[7] Miller G (1990) The assessment of clinical skills/competence/performance. Academic edicine, 65(9): S63-S67.

[8] Barrows HS (1971) Simulated Patients (Programmed Patients): Development and Use of a New Technique in Medical Education.Thomas: Springfield, IL.

[9] Stillman PL, Regan MD, Philbin M, et al. (1990) Results of a survey on the use of standardised patients to teach and evaluate clinical skills. Academic Medicine, 65(5): 288-292.

[10] Stillman P, Brown D, Redfied D, et al. (1977) Construct validation of the Arizona clinical interview rating scale. Educational and Psychological Measurement, 7: 1031-1038.

[11] Stewart M, Brown JB, Freeman T (2003) Patient-Centred Medicine: Transforming the Clinical Method. Abingdon: Radcliffe Medical Press.

[12] Castellani B (2006) The complexities of medical professionalism. In: Wear D, Aultman J (eds) Professionalism in Medicine: Critical Perspectives: 3-23. New York: Springer.

[13] Simpson M, Buckman R, Stewart M, et al. (1991) Doctor-Patient Communication: the Toronto Consensus Statement. BMJ, 303(6814): 1385-1397.

[14] Bleakley A, Bligh J, Browne J (2011) Medical Education for the Future: Identity, Power and Location. Dordrecht: Springer.

[15] Barrows H (1993) An overview of the uses of standardized patients for teaching and Evaluating Clinical Skills. Academic Medicine, 68(6): 443-451.

[16] Sanson-Fischer RW, Poole RD (1980) Simulated patients and the assessment of medical students' interpersonal skills. Medical Education, 14(4): 249-253.

[17] Harden RM, Gleeson FA (1979) Assessment of clinical competence using an observed structured clinical examination. Medical Education, 13(4): 1-47.

[18] Hodges B, McNaughton N (2009) Who should be an OSCE examiner? Academic Psychiatry, 33: 282-284.

第三部分
教学实践

第9章 准备：剧本编写和角色塑造培训

作者：*Debra Nestel, Carol Fleishman, Margaret Bearman*

▶▶ 关键信息

- ● 案例或情境为基于 SP 的模拟活动提供了临床与教育学文本。
- ● 真实病人对剧本编写具有重要且直接的影响。
- ● 模板为剧本编写和角色塑造提供了有价值的指导。
- ● 四阶段模型（人物、学习活动、剧本和排练）提供了一个系统化的、以人为本的方法来对 SP 进行角色塑造培训。

✎ 概　要

本章概述了 SP 方法论中的与准备阶段相关的两个重要元素，即剧本编写和角色塑造培训。SP 是真实病人的代言人，这个概念是本章的基础，寻找 SP 与真实病人之间的联系点是 SP 方法论的内容之一。我们认为，编写 SP 剧本的人（包括我们自己）通常因为专业化，而使得所编写的角色远离真实病人的经历。真实病人可以为剧本编写作出贡献。我们计划用一个四阶段模型来进行 SP 角色塑造培训。这种方法在培训过程中以人（病人）为中心，确保要塑造的角色特征鲜明突出，并允许 SP 团队对 SP 角色、剧本及全部活动形成一致的理解。

💬 引　言

在本章中，我们会详细介绍 SP 方法论的两个重要元素，即剧本编写和角色塑造培训，这两部分都属于准备阶段。模拟的许多方面会涉及不同的术语。在描述形成模拟情境的教学与临床环境时，我们根据需要交替使用"剧本"和"案例"这两个词汇。一旦确定了剧本中需要扮演特定病人的 SP 角色，我们就可以进行标识。以病人 Shannon Betts 女士为例，她可能多次接触医疗服务人员，每次接触都可以单独编写成一个剧本。Betts 女士可能会前往全科诊所，由执业护士进行评估（此为沟通与查体的剧本）；她可能需要接受肌肉注射（此为混合模拟中的专业以及操作技能的剧本）；或者与一名学习手术后物理治疗的学生沟通（此为临床技能的剧本）。以这种方式思考 SP 角色的优点在于，它将重点放在病人本身，而不是临床技能。我们所描述的这个过程支持了以病人为中心的模拟教学方法[1]。

剧本编写的方法

剧本或 SP 角色编写

将剧本或 SP 角色编写视为一个多阶段的过程，这是十分有意义的。通常，先有剧本编写的动机，动机可能来自评价要求、护理缺口、病人安全顾虑，或者作为整体课程的一部分。但令人惊讶的是，鲜少见到关于如何编写剧本的文献或出版物。剧本的性质与目的将决定具体细节。根据经验，有效的做法有以下几个方面：使用模板使其结构化；考虑病人、学员、临床医生或专家多方观点；保持剧本的语言与格式简洁明了，使其更符合 SP 的需求，而不是医务人员的需求；关注关键信息，将角色描述控制在几页之内。在考虑剧本开发时，我们应先设想剧本中可能发生的情况，并检查这些预期是否符合现有资源条件（如资金、空间、人力、道具、时间等）。尽早开展这项工作，因为剧本必须具备可行性。

在基于 SP 的教学中，尽管可能偶然出现即兴情境，但更常见计划周全的情境。剧本的策划者通常是 SP 教育工作者或临床医师，但其他教育工作者，如专业教师（关于沟通、伦理、病人安全等）和律师也可能参与其中。剧本作者是一个团队的情况十分常见，尤其对于涉及跨专业的剧本。病人、家属或律师的直接参与可能会创造出真正以病人为中心的 SP 角色，从而更真实地代表病人的观点。

真实病人的观点

SP 角色和剧本往往基于临床医生或者 SP 教育工作者对真实病人经历的理解。一个剧本的创作可能来源于多个病人的经历，并塑造出综合的或完全虚构的角色。临床医生和 SP 教育工作者由于具有专业身份，所以不会像普通病人那样体验医疗服务。临床医生成为病人后的个人陈述证明了服务体验的不同视角[2, 4]。没有真实病人参与，基于 SP 的工作只能反映教师先入为主的想法，而不能反映病人真实的遭遇[5]。Snow（见本书第 14 章）是一位专家级别病人，曾观察过工作中的模拟教学工作者，他指出如果从临床医师的视角出发，病人的声音仍会被过滤。

第 14 章与第 15 章提供了真实病人亲自编写或帮助编写的剧本实例。同样，Nestel 等邀请 SP 志愿者（无偿且不具备类似工作经验）编写他们自己的角色[6, 7]。学习目标是为医学生新手提供机会，在临床环境中得以练习和使用基本沟通技能，并反思他们的能力。这些志愿者被要求思考最近一次家庭医疗经历，然后填写一个剧本的模板。随后，这些志愿者与医学生一起参与这个模拟情境，扮演自己。SP 教育工作者发现这些源于志愿者本身丰富多样的真实生活经历的剧本非常有趣。其中有些 SP 角色被直接多次使用，也有些 SP 角色经修改后被用于不同的情境。

另一种方法是邀请真实的病人接受采访，并透露将根据他们的经历来编写剧本的意图。通过直接捕捉每位病人对于他们的想法、担忧、信息需求和期望的口头描述，能够直接解决以病人为中心的问题 [5, 8, 9]。有少量文献也说明了这种方法的价值 [10, 11]。Nestel 和 Kneebone 在一项研究中指出，许多 SP 存在角色定位过于单一的问题，无法充分展示复杂病史的经历 [5]。教师们将认识的病人挑选出来，并邀请他们参加医学院校的采访，其中每位病人需单独向 SP 教育工作者阐述他们的疾病历程。采访所获得的信息将被整理至一个模板中用于编写剧本，以教育高年级医学生如何进行以病人为中心的沟通，并思考如何为有复杂病史的病人进行临床管理。真正的病人被邀请来回顾这些情境，同时参与培训课程。实践证明，这种做法对于直接与真实的病人接触并为其代言的 SP 具有显著益处。在培训过程中，SP 有机会向真实的病人提问，以更深入地了解他们的状况。

在实际情况中，让真实的病人参与所有情境可能是不切实际的，但这是有价值的过程，并在一定程度上确保 SP 代表的是真实的病人，而不只是 SP 教育工作者或临床医生。在上述例子中，我们谨慎地处理了伦理问题，确保志愿者和病人充分了解教师的意图。为了保护隐私，病人、临床医生及医疗机构的真实身份信息都不会被披露。

情境的记录和回顾以及 SP 角色

情境的记录可以采用多种形式，如文本或音视频、插图等。这些记录通常以可持续资源共享的形式建立，具有重要的投入和成就价值。在建立文件的过程中，开发者可以对自己的模拟实践进行"阐释"和批判性反思，从而有助于保障模拟情境的质量，例如根据课程目标绘制模拟图。

文件的编写通常需要使用某种模板。情境和角色信息通常被整合成一份文档。模板包括情境典型元素的重点。使用情境模板的优点有：能够以结构化且系统化的方式来记录与展示信息；进行情境比对时更为简便；与课程和临床实践的标准或能力相互参照；促进对模拟实践的反思；为新模拟教学工作者发展自身实践提供支持。然而，使用模板也存在一定的局限性，例如可能会限制创造力与灵活性。尽管没有某一种模板可以适用于所有的模拟方式，但仍有一些共同的元素（框 9.1）。对于情境中的 SP 角色来说，还有以下附加要素（框 9.2）。

在评估阶段，我们需要对情境和 SP 角色进行回顾，以确定需要改进的地方，例如如何更好地达到学习目标，以及如何合理安排时间。框 9.3 提供了一个回顾框架，该框架源自撰写有效案例的概念性框架 [12]。

框 9.1　模拟情境的模板

情境开发的细节
- 情境名称（病人姓名，可能包含所患疾病或相关临床技能）
- 情境的作者
- 开发日期
- 发展进程

简要小结／概述

情境的目的
- 目标学员（描述）
- 总体目标
- 学习目标
- 模拟的背景（用于形成性或终结性评价等）

配套
- 参与者数量
- 参与者类型
- 所需装备
- 所需消耗品
- 安全／风险（对参与者和其他人）
- 模拟时长
- 椅子／桌子／检查桌的数量与摆放要求

任务简介
- 对所有参与者简要说明情况，包括学员需要执行的任务

模拟活动
- 开始阶段
- 结束提示
- 超时选择和信号

任务报告与评估
- 反馈／复盘方法
- 评价工具

反思

评估

框 9.2　情境模拟中 SP 角色的附加要素

1. 摘要 / 概要，包含病人的特征（姓名、年龄、性别、外貌）

2. 环境

3. 病人的情绪 / 行为

4. 开场白 / 问题 / 提示

5. 病人互动的原因（提出问题），包括他们对问题的看法、担忧和期望

6. 病人的现病史

7. 病人的既往史

8. 病人的家族史

9. 病人的社会信息（工作、生活方式、习惯）

10. 扮演角色需要考虑的其他问题，包括服装、化妆和其他挑战

* 用第二人称会使角色显得强大。例如："你的名字是 Louise MacIntosh。你来全科诊所是因为你一直头痛，你在当地超市做兼职，并很享受这份工作，因为许多员工也在那里工作了很长时间，并成为了你的朋友。"

框 9.3　模拟情境的回顾框架

结构要素

● 回顾相关性

- 学习成果、学员水平以及情境设置是什么？

- SP 和学员扮演了谁，他们所接触的情感强度是多少？

- 结构因素安排恰当吗？

● 回顾真实性

- 该情境开发的信息来源是什么？ SP 怎么反映出真实病人的经历？

- 存在哪些复杂性 / 困难？是否与学员水平相匹配？

- 要求学员克服现实中的哪些"差距"，这些差距是否合理？

过程要素

● 回顾参与部分

- 在开始阶段或者给予的任何提示点，学员如何知道做什么或者说什么？

- 学员的行动如何改变 SP 的回应和（或）情境的结果？

- 学员之间如何互动？

● 回顾挑战的层级

- 学员必须完成哪些他们尚未掌握的技能或哪些尚未完成的任务？你怎么解释这些？

- 学员如何知道情境的要求？

- 你如何确定学员有足够的"头脑空间"从情境中学习（如不会被具有挑战性的 SP 角色所难倒）？

- SP 将如何根据需要调整以适应不同的能力水平？

续

> **结果要素**
>
> ● 回顾教学设计
>
>   • 如何评价学员的表现？SP 在其中的作用是什么？
>
>   • 该情境如何与任务简介、复盘及反思阶段相联系？
>
>   • 如何以及何时进行反馈？SP 在其中的作用是什么？
>
>   • 该情境如何与先前的知识和（或）整体课程相联系？
>
>   资料来源：改编自 NHET——模拟项目资料

在运行中精心设计 SP 角色

在某些课程中，为满足学员的特定需求，教师与学员会共同精心设计 SP 角色和情境。这种方法利用学员的经历，并且需要经验丰富的 SP。这使得教学经历能够根据参与者的需求量身定制，并经常借鉴学员的经历。表演过程中所需的即兴创作量与 SP 角色或情境构建的方式有关，并可能需要更快速组织、非集中式的 SP 培训。

角色塑造培训

可以用于 SP 角色塑造培训的方法有很多，但却很少有基于循证的培训方法。图 9.1 展示了基于实践经验和戏剧艺术理论搭建的四阶段模型[13, 14]。这四个阶段包括：①开发个人的特征；②向 SP 解释学习活动；③探索临床环境；④排练。

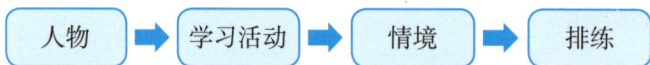

人物 ➡ 学习活动 ➡ 情境 ➡ 排练

图 9.1　训练标准化病人的角色塑造阶段

接下来，我们对每个阶段进行概述。组织培训的人被称为 SP 培训师。最好让 SP 坐在马蹄形布局的桌子旁，以白板或挂图为中心，并在开始前向他们解释整个过程。假设 SP 有机会阅读剧本的情况下，该过程的概述见框 9.4。

1. 人物阶段

人物阶段首先重视的是人，即要塑造的病人，而不考虑他们的病情或在情境中的目的。在此阶段，SP 做了大量沟通工作。SP 被要求考虑两个问题，这两个问题确定了被塑造人物的特质（框 9.4）。或者，培训师可以要求 SP 自由联想，即当他们想到要塑造的人物形象处于健康状态时，大声说出脑海里浮现的词语。所有的回答都被记录在白板上。随着培训的进行，这种共享的视野是一种宝贵的记忆工具，也有助于 SP 抛开书面角色的影响。一旦自由联想开始减慢，培训师会要求 SP 找出任何他们不同意或矛盾的回答。这样可以尽早确定对角色的不同解释，并可以讨论这些差异，以达成共识。这可以与 SP 协商进行或者在高利益相关性评估时，由 SP 培训师指导进行。

框 9.4　培训 SP 各个阶段的目标、主题和出现的问题示例

阶段 1：人物

目的：对病人形象的可识别特性达成共识

● SP 培训师提问：

  · 谁是不得病的人？

  · 你会如何描述他们的个性？

阶段 2：学习活动

目的：对模拟活动的目标和配套工作达成共识

● SP 培训师介绍了模拟可以作为教学或者评估的活动，然后向 SP 提问，确保他们了解模拟活动的目的和配套条件。

阶段 3：情境

目的：建立临床背景下对人物的共识

● SP 培训师提问：

  · 为什么这个人会处于临床情境中？

  · 在临床情境中，哪些方面是最重要的？

  · 病人对自己的健康问题了解到什么程度？

  · 病人的主要顾虑是什么？

  · 在这种情况下，病人最有可能的结果是什么？

  · 病人当前的情绪是怎样的？为什么？如何体现？

  · 在情境中，病人最有可能的行为是什么？

  · 临床医生的什么行为最有可能影响病人的情绪？如何影响？

  · 可能包含示范、熟悉环境等。

阶段 4：排练

目的：培训角色，以确保角色塑造按预期进行

● 第一轮，SP 培训师问：

  · 你住在哪里？是一个人吗？在那里住了多久？

  · 可以告诉我你的家庭吗？你的父母？你的兄弟姐妹？

  · 你在哪里工作？你喜欢吗？你喜欢它的什么？

  · 你可以描述一下你通常一天的工作和生活吗？

  · 你会如何描述你的饮食？

● 第二轮，SP 培训师询问包含真实病人情感的 SP 临床信息：

  · 你今天为什么来健康服务中心？

  · 你可以给我提供更多信息吗？

  · 你认为是什么导致了你的健康问题？

  · 你担心的是什么？

  · 你的期望是什么？

● 第三轮，SP 与一名学员共同进行部分排练，排练中采取交替"热门位置"的方法（每位 SP 进行 20～30 秒），在角色塑造校准后增加到 45～75 秒。

● 第四轮，具有不同技能的学员进行互动，确保角色塑造的决定因素可以被观察、演示与练习。

---

2. 学习活动阶段

在学习活动阶段，大部分时间由 SP 培训师发言。SP 培训师概述了情境的细节。可以涉及以下主题：学员群体的特点，例如专业学科或者经验水平；学习活动的目的，包括学习目标——学习活动的性质，以及是形成性评价还是终结性评价；配套，如时间或者重复次数；反馈要求；教师的作用。通过视频或音频简要演示模拟情境，也有助于 SP 了解培训的终极目标。

根据之前的学习活动以及 SP 的相关经验，这个阶段需要约 10 分钟。重要的是，我们不能假设 SP 已经了解了学习活动的相关内容及在其中的职责。在 SP 参与多个项目工作或不同类型的模拟活动时，他们可能会忽略一些重要的细节，从而影响学习活动的顺利实施。这些信息对于成功地进行学习活动是至关重要的。

3. 情境阶段

在情境阶段，SP 开始将扮演的人物视为病人。SP 培训师会提出一些问题来清楚阐明情境的实际情况（见框 9.4），并返回到白板处记录 SP 的回答。在该阶段，确保 SP 能够了解病人对健康状况的看法。白板上的内容可以作为总结。概念图等可视化方法可能会有所帮助，以此种方式"再现"数据可以强化内容记忆。这个过程通常需要大约 10 分钟，但具体取决于情境的复杂性以及 SP 的经验水平。情境阶段提供了澄清和（或）协商内容的机会。

4. 排练阶段

排练阶段旨在整合前三个阶段，包含四个过程。在第一轮，所有 SP 同时扮演人物角色。SP 培训师询问有关该人物的问题，所有的 SP 都以角色身份回答。SP 培训师的询问从一个 SP 转到下一个 SP，保持一定节奏，以确保所有人都参与其中。框 9.4 中的问题帮助 SP 对他们所塑造的人物形成共同的理解。在第二轮，SP 培训师要求 SP 扮演在情境开始时病人的情绪状态。目的是校正 SP 的表达方式，使他们表现得相似。然后，SP 培训师以与第一轮相似的方式询问相关的临床信息。第三轮中，情境的设定是近似的，并表演情境开场的最初几分钟。其中一位 SP 扮演一名有能力的学员，另一名 SP 则从"热门位置"开始，即扮演 SP 角色。在一个情境进行一段时间后，SP 培训师喊出"更换"。下一位 SP 接替"热门位置"，并继续扮演情境中的角色，就像什么都没有改变一样，直到下一个"更换"出现。最初，20～30 秒更换一次；后经过 SP 和 SP 培训师的一些讨论与校准（情境大约进行 2 分钟后）之后，每位 SP 的时间延长到 45～75 秒。从 SP 的角度来看，如果开头按预期进行，那么情境的剩余部分很可能会顺畅进行。这种方法要求 SP 关注角色塑造的各个方面。为了测试 SP 塑造角色的程度，可以与具有不同技能和态度的学员反复练习。第四轮，也是最后一轮，包含进一步的练习，由 SP 观察者相互提供反馈。待 SP 表现一致且没有进一步的问题，那么 SP 就已准备好可以执行模拟任务了。

四阶段模型的优势与挑战

四阶段模型的首要优势在于将人物置于培训的中心位置，凸显了以病人为中心的理念。这种模型允许同一 SP 角色在不同专业背景下接受多种情境的培训，经济且高效。其次，该模型采用系统化的方法，为 SP 和 SP 培训师把复杂的过程结构化，使他们能够对 SP 角色及情境有共同且一致的理解。最后，通过使用该模型，SP 可逐步成长为 SP 培训师，从而进行由 SP 主导的培训。

在模型应用过程中，面临的挑战主要是情境或角色开发不完善，以及 SP 在训练前无法获取相关信息的情况。此外，该模型最适用于 6 人小组，并且可能很耗时。

在培训过程中塑造角色

正如前所述，有些情况下，角色是在学习活动进行时被塑造的。这可能是为了重新制定一个情境，使学员培训得更好。框 9.4 中列出了 SP 所需信息类型的指南，SP 通常会与学员和 SP 培训师直接讨论这些信息。可能会进行部分排练以确保 SP 的表演是适当的，然后剩下的互动可以是即兴创作。对于经验不足的 SP 以及非专业演员，这种方法可能具有挑战性。

对角色塑造提供反馈

对角色塑造的培训在许多方面是持续的过程。SP 重视并受益于对他们表演的反馈，以持续改进。这意味着教师或者 SP 培训师需要在学习活动期间或学习之后进行观察并提供反馈。这通常发生复盘 / 反思 / 评估阶段（图 1.1）。

⟳ 小 结

在本章中，我们着重探讨了 SP 方法论中的两个核心要素，即情境开发与角色塑造培训。在此过程中，真实病人的参与具有至关重要的意义。在情境开发环节，病人可以为角色创建提供宝贵的助力，而且很可能具有临床医生创造的角色所不具备的真实性。在角色塑造的培训中，SP 角色是独立于情境的，培训方法可以突出个人及其经验，而非单纯关注临床问题。需要强调的是，每个项目的 SP 培训师和 SP 团队都是独一无二的，因此我们鼓励根据实际情况对上述方法进行适当调整。

参考文献

[1] Kneebone R, Nestel D, Wetzel C, et al. (2006) The human face of simulation: patient-focused simulation training. Academic Medicine, 81(10): 919-924.

[2] Jones P (2005) Doctors as Patients. Abingdon: Radcliffe Publishing.

[3] O'Brien C (2008) Never Say Die. Sydney: Harper Collins Publishing.

[4] Klitzman R (2007) When Doctors Become Patients. New York: Oxford University Press.

[5] Nestel D, Kneebone R (2010) Authentic patient perspectives in simulations for procedural and surgical skills. Academic Medicine, 85(5): 889-893.

[6] Nestel D, Tierney T, Kubacki A (2008) Creating authentic simulated patient roles: working with volunteers. Medical Education, 42(11): 1122.

[7] Nestel D, Tierney T, Muir E, et al. (2008) Learning to talk with patients: feasibility of a volunteer simulated patient programme for first year medical students. International Journal of Clinical Skills, 2(2):121-128.

[8] Nestel D, Cecchini M, Calandrini M, et al. (2008) Real patient involvement in role development evaluating patient focused resources for clinical procedural skills. Medical Teacher, 30: 795-801.

[9] Nestel D, Bentley L (2011) The role of patients in surgical education. In: Fry H, Kneebone R (eds) Surgical Education: Theorising an Emerging Domain. Dordrecht: Springer.

[10] Black SA, Nestel DF, Horrocks EJ, et al. (2006) Evaluation of a framework for case development and simulated patient training for complex procedures. Simulation in Healthcare, 1(2): 66-71.

[11] Kneebone R, Nestel D (2010) Learning and teaching clinical procedures. In: Dornan SE, Mann KV, Scherpbier JJA, et al. (eds) Medical Education: Theory and Practice: 193-210. Amsterdam: Churchill Livingstone Elsevier.

[12] Kim S, Phillips W, Pinsky L, et al. (2006) A conceptual framework for developing teaching cases: a review and synthesis of the literature across disciplines. Medical Education, 40(9): 867-876.

[13] Stanislavski C (1936) An Actor Prepares. NewYork: Routledge.

[14] Spolin V (1999) Improvisation for the Theater, 3rd edn. Evanston, IL: Northwestern University Press.

[15] Bearman M, Nestel D (2014) Module S10: Developing Scenarios. Melbourne: Health Workforce Australia.

第10章 标准化病人的教师角色：反馈的作用

作者：*Debra Nestel, Margaret Bearman, Carol Fleishman*

▶▶ 关键信息

- 反馈从概念而言，可被视为对话，是一种支持自我调节的学习。
- SP 从病人视角提供反馈。
- SP 需要在反馈练习中获得支持。
- SP 通过培训，可以提供以病人为中心的反馈和沟通。
- 复盘一般是由教师引导的，借鉴了很多模型并通过纳入 SP 来提升效果。

概　要

本章介绍了 SP 在模拟活动中从他们独特角度提供反馈的案例。反馈通常被认为是模拟学习的关键，我们可以帮助 SP 提高反馈技能，尤其在以病人为中心的照护和沟通领域。我们融合了理论、实证证据以及实践指南的使用，提供了包括 SP 在内的促进方法。

引　言

在许多领域，SP 常常被视为"角色塑造"的代名词，然而这种解读过于狭隘，忽视了 SP 所具备的重要附加价值。实际上，SP 的核心作用之一是通过反馈来进行教学。在这种教育性角色中，SP 承担了促进学员深入理解病人经历的专家工作，这种独特的视角是 SP 方法论相较于其他模拟手段的显著优势之一。

SP 经常（不总是）在教师引导的复盘过程中提供反馈。本章首先概述了 SP 提供反馈的各个方面，并特别强调 SP 支持学员改进他们以病人为中心的照护方式。随后，我们在更广泛的应用背景（比如复盘）下探讨了反馈的作用。

SP 与反馈

在有关教育与模拟的文献中，反馈是促进学习的最重要的因素之一[1]。从历史来看，反馈被认为是一个人（通常是专家）向另一个人（通常是学员）传递信息。然而，在高等教育中，反馈逐渐被视为双向的过程[2]，且反馈与总结汇报在概念上的重叠现象日益凸显。本章还将进一步探讨 SP 在总结汇报中的作用。

反馈有时被认为是闭合学习环路或者暴露实际与预期表现之间的差距[3]。对 SP 来说，反馈有助于他们找出在活动中所期望的与实际经历之间的差距。从另一个角度来看，反馈应有助于学员增强自我调节的学习能力[3]。Nicol 和 Macfarlane-Dick[4] 总结了 7 个良好反馈的原则以支持自我调节，这些原则也适用于基于 SP 的教育（表 10.1）。

表 10.1　在基于 SP 的教育中应用反馈原则

反馈原则	在基于 SP 的教育中的应用
1. 说明什么是优秀的表演	确保 SP 和学员了解表演要求达到的水平（如以病人为中心的沟通技巧）
2. 促进自我评估	培训师与 SP 可以向学员提问，以促进他们反思并思考他们行为的原因（如，当你问我为什么来就诊时，你只是跟进了我说的第一句话。我想知道你为什么这么做？）
3. 传递高质量的反馈信息	培训师以及 SP 需要按照预定的标准及时提供反馈，包括优点 / 不足，以及纠正的建议，优先考虑需要改进的地方，方便学员获取并能供今后参考
4. 鼓励培训师和同行对话	培训师可以引导 SP 与学员讨论他们各自的经历
5. 鼓励积极的动机以及自信	培训师与 SP 应当激发学员改进他们的练习，并且保持现有的积极的状态
6. 提供缩小差距的机会	培训师可以为学员提供机会，让他们能立即与 SP 一起按所建议的沟通策略排练——即使只是部分。培训师可以探讨学员在其他地方练习学习要点的方法
7. 利用反馈提高教学	培训师与 SP 可以对他们的培训实践、反馈提供和 SP 角色塑造方面进行反思

在基于 SP 的教育中，培训师和 SP 可以通过评分表、口头方式或两者结合的方式提供反馈。所有这些模式都包含了 SP 对学员的表现进行复杂评判。尽管反馈可以通过口头和书面两种方式进行，但评分表作为书面反馈的一种形式，其所提供的有关可能改进的信息更有限。这里我们关注可以促进学习的反馈，而不是终结性评价。

与 SP 合作的一个优势是能够以病人为中心提供反馈。Stewart 将这种以病人为中心的照护称为临床医生"对病人世界平等对待的理解"，即包括情感需求和生活问题在内的整个人[5]。以病人为中心的临床医生会与病人就其问题寻求共同出发点，并在治疗、预防和保健方面达成一致。然而，也有人不无讽刺地指出，当明确以病人为中心的理念进行教学时，通常是由最有可能缺乏这方面经验的临床医生来进行的 [6]。从外部临床医生／教师的角度观察学习过程，与 SP 和学员在学习经历和感受上有着显著的差异。当 SP 提供反馈时，他们作为病人的代理人，占据了强势地位，能够提供临床医生可能无法提供的反馈 [7-9]。

关于 SP 反馈时是否应保留"角色"的问题，目前仍存在争议。维持角色身份（即仍具有角色的一些特征）可能会产生诸多限制，特别是当被塑造的角色是一个傲慢或不善于沟通的人时，可能会对学习产生阻碍。因此，我们要求 SP 通过向学员自我介绍来明确脱离角色。之后，SP 可以从他们的独特视角出发，即该过程的"内在"和"外在"，分享对学员的一些看法。

训练 SP 提供反馈

反馈被视为具有"难以提出与采纳"的特性 [6]，因此，学习如何以病人为中心提出反馈并不是直观易行的，而是一项涉及复杂技能的任务。SP 必须接受培训，以获取相关能力。在培训过程中，SP 首先需要熟悉以病人为中心的照护原则，并掌握有效的沟通技巧。通过思考以下问题，SP 能够更加深入地理解如何进行以病人为中心的交流和提供有针对性的反馈。这些问题改编自为临床医生设计的反思题，以帮助他们反思是否以病人为中心 [10]：

- 在整个活动过程中，我的感觉如何？
- 学员哪些行为让我感到满意？
- 学员哪些行为让我感到不满意？
- 我觉得被倾听了吗？
- 我有机会分享自己的观点吗？
- 我能分享我的担忧吗？
- 我有机会提问吗？
- 在提问时，我是否感到足够的自在？
- 我是否有机会提出具体要求？
- 我的感受是否被知晓？
- 我是否感受到被尊重？
- 我是否被视作一个个体？
- 我是否显得重要或者受到重视？

为 SP 提供一份沟通技巧的清单，可以让他们向学员描述在交流过程中特定沟通方式对他们的影响（框 10.1）。SP 熟悉以病人为中心的概念和相关沟通技巧后，可以很好地提升提供反馈的能力。

框 10.1　SP 向学员提供反馈的沟通技巧范例

活动开始

- 问候病人
- 说出你的全名
- 明确你的角色
- 获得病人的姓名
- 关注病人的舒适度
- 获得病人的同意
- 陈述互动的目的
- 提及要记笔记
- 确定可用的时间
- 评估病人的沟通能力
- 表现出兴趣和尊重
- 允许病人提出问题或者指出任何不清楚的地方

收集信息

- 最初使用开放式问题
- 允许病人先说话
- 确定病人的想法、顾虑和期望
- 采用积极的倾听方式——言语（例如，紧扣病人的话题；使用病人的话；回应）以及非言语（眼神交流；点头）
- 使用其他非言语的行为（肢体语言、姿势、面部表情、点头等）
- 使用开放式问题，并在适当的时候转为封闭式问题
- 获取语言和非语言的线索
- 慎重地探查
- 调查其他问题
- 设置标识或过渡语句
- 制定日程
- 做中期总结

在活动中提供信息

- 确立基础信息
- 将信息与病人的想法、顾虑和期望相关联
- 给出具体的建议，而不是泛泛的建议
- 强调突出重点
- 用重复的方式强调重要信息
- 将信息分成有用的信息块
- 检查病人的理解程度

续

结束活动

- 进行最终总结
- 讨论行动计划
- 核查更进一步的信息
- 提出问题
- 核查病人是否有担忧或顾虑

建立关系的技巧

- 在每个阶段，都必须使用建立关系的技巧，来建立并维持与病人的联系
- 积极聆听
- 发表感同身受的言论
- 表现出热情
- 获取语言和非语言的线索
- 使用非语言的行为（态度、姿势、面部表情）
- 确定病人的想法、顾虑和期望

这里列举的所有技能并不会在每次互动中都用到；

尽管有些技能显然会优于其他技能，但这些技能并没有按照特定顺序排列。

改编自第一作者与伦敦帝国学院同事共同编写的项目材料

许多培训方法可用于有效提升 SP 提供反馈的能力。其中有一个高效的方法是与一组 SP 共同观看基于 SP 教学活动的录像，作为培训的基础。这两种方法可能涵盖以下内容。

● 使用评价表

在向 SP 介绍完评价表之后，要求他们设想自己身处 SP 的情境，并认真填写表格。鼓励他们完成整个量表。提倡进行小组讨论，以便 SP 共同探讨并确定各自评判的共性和差异。

● 书写反馈

要求 SP 在提供反馈时记录下他们所用到的词语，以有利于扩充 SP 反馈的词汇量并提高反馈的精确度。可以将这些词语整理为"声音片段"，以供其他 SP 使用。然而，重要的是，SP 在采用这些"声音片段"时应当感到自在和舒适。

● 反馈句型

在 SP 提供的反馈中，对学员行为的情感表达也是有价值的内容。为了帮助 SP 实现这种反馈目标，可以让他们按以下句型反馈："当你说／做……（强调单词／动作），我感觉……（加入情感）"。此外，还应列出 SP 可能使用的表达情感的词汇，并定期进行练习。

● 反馈独白

在观看基于模拟角色的录像后，要求 SP 进行简短的口头反馈排练，这也是一种有益的练习。要求 SP 设想他们是录像中的角色，并向学员提供反馈。在观看录像之前，向 SP 介绍情境，包括学习目标和学员特征。鼓励 SP 在观看时做笔记（即使他们在实际练习中无法做到）。观看完录像后，给 SP 几分钟的时间来思考他们将向学员提出什么反馈意见。将 SP 分成两人一组，其中一名 SP 向搭档（扮演学员的角色）提出反馈意见，并应在 90 秒内完成口头反馈。第一轮结束后，组织讨论该过程，以及 SP 和学员对该过程的感受。在第二轮中，交换角色，整合小组讨论的结果。尽管这种练习与通常的训练有所不同，但它有助于构建内容、训练语言的精准性，并能观察对学员的影响。此外，该过程还可以用于校准 SP 的反馈。具体例子见框 10.2。

框 10.2　在排练中 SP 反馈的两个示例

示例 1：在以病人为中心的问诊中，基于与 SP 互动的反馈独白

"Louise，尽管我的角色和情境颇具挑战性，但我真的很喜欢我们的会面。重要的是，我感到被倾听，因为你一直在谈论我所提的话题，尤其是在会面的最初阶段。你问了我一些经过你深思熟虑的问题，梳理了我有点混乱的故事叙述，这也让我感到被重视和尊重。你的语调、语速，你很少打断我的讲话，以及在我讲述时你保持的几秒钟沉默，都使我感到自己很重要。我也很喜欢提问，所以我总问你我是否真的应该担心我的头痛。这是我最关心的问题。我不知道你是否能提出更好的方法来解决我的担忧。也许你会告诉我，看医生至少是我作出的一个正确决定，这样我们可以继续检查病因，而不是给我那些可能最终被证明是虚假的安慰。想想你为什么说一切都会好起来——我感觉这只是使你感觉更好，而不是真的关心我。你表现出一些非常好的技巧，我希望你能花些时间去思考何时使用这些技巧，并思考为什么你给予的安慰可能是虚假的，这样你以后就可以避免这种情况。"

示例 2：用于培训操作技巧的、基于 SP 的混合模拟互动后的反馈独白

"谢谢。我很抱歉，我不知道你的名字。我想你没有进行自我介绍。我很乐意从我的角度给你一些反馈意见。总的来说，我认为你做得很好。你所做的事情中，有如下几点真正帮助到了我：第一，在情境开始使用我的名字，在结尾时再次提到我的名字，这让我感觉自己是个独立的个体，让这次经历更加个性化。第二，询问我对于这个操作都了解了哪些内容，我认为这意味着我们可以一起更高效地完成任务。第三，你离开时和我握手，这让我感觉很亲切。在互动中，我感到与你联系不那么紧密的方面有：首先，在谈话之初，你语速过快，导致我丢失了一些重要信息。我尝试适应你的语速与语调，但这对我来说很难。其次，你在戴手套遇到困难时的沮丧表情，让我开始对你失去信任，我在想，如果你戴不上手套，那么我真的不想让你给我打针了。你如果说一些像'当手是湿的时候，手套会粘着不容易戴'的话，或者微笑等，可以让人感到放心。最后，你几乎在完成操作后就冲出了房间。这很奇怪，因为你在开始时给了我很多时间（虽然你语速很快），我还期待与你多待一会儿，但你却走了。我希望你能够花些时间来思考我所提出的这些问题，考虑一下如果你是我，在经历这些事时的感受。谢谢。"

　　SP 提出反馈时也面临一些挑战（见表 10.2）。大多数挑战可以通过为 SP 定期提供精心设计的培训来解决，并在可能的情况下为培训师与 SP 提供可以共同参加的培训。

表 10.2　与 SP 反馈有关的挑战与策略

挑战	策略
未邀请 SP 提出反馈	为培训师提供观察 SP 反馈的机会，以便他们在复盘期间学习如何与 SP 合作并重视 SP
学员没有做好从 SP 那里获得反馈的准备	向学员全面介绍 SP 将要做什么，以及他们在提供反馈时发挥的作用
SP 没有做好提供反馈的准备	为 SP 提供关于反馈的培训，确保他们完全清楚自己应该做什么，并且在练习中帮助他们准备反馈
学员做得非常好，SP 认为没有什么可说的	向 SP 解释，提供哪些方面做得好的反馈仍然很重要，这样学员才能保持他们的技能
学员表现很差，因而反馈量过大	向 SP 解释不要给出过多的信息——只需要指出最靠前的三项，把重点放到这些条目上
学员离开时感觉平淡和（或）没有启发	与 SP 共同回顾反馈意见，鼓励他们反思自己所使用的词汇，并针对 SP 的反馈给予反馈
SP 离开时感觉平淡和（或）没有启发	与 SP 一起复盘，探讨模拟练习中发生了什么
培训师与学员没有重视反馈	确保培训师与学员了解 SP 的角色，定期为 SP 提供培训，以确保他们提出有意义的反馈意见
很难找到合适的反馈措辞来指出学员需要改进的地方	与 SP 一起进行训练与练习
SP 从临床医生的角度而不是从病人的角度提供反馈	通过定期回顾 SP 的做法，并考虑是否从病人的角度出发，为 SP 提供反思其反馈意见的机会

复盘框架

　　复盘被视为模拟训练的重要环节（见图 1.1）；它作为团队模拟训练的主要支撑工具，被广泛应用于基于 SP 的教学培训中。在复盘框架内，SP 通常会提供反馈（尽管并非总是如此）。通常在模拟训练结束后立即进行复盘，可能包括由培训师引导的小组讨论。参与者包括 SP 和学员，也有可能包括其他作为模拟训练观察者的人员。可用于复盘的模型或方法有许多，这些在医学模拟文献中也有详细阐述 [11-17]。除在复盘期间 SP 参与的讨论活动外，培训师还可以为 SP 提供机会来提出具体的反馈意见。将 SP 视为一名正式的教职员工，并将其纳入计划、实施和评估的复盘过程，将是非常有益的。框 10.3 借鉴了 Pendleton 方法，提供了基于 SP 复盘的框架 [18]。

　　卡尔加里 - 剑桥观察指南（Calgary-Cambridge Observation Guide）是针对以病人为中心的沟通情境开发的复盘方法，通常应用于基于 SP 的情境，其中 SP 作为正式参与者参与复盘。其关键的引导步骤如下：

1. 从学员的安排开始。

2. 始终着眼于你想要达到的结果。

3. 鼓励学员自我评估和解决问题。

4. 分组工作时，让每个人都参与到问题解决中。

5. 提出中立的反馈意见。

6. 提出建议。

7. 排练建议。

8. 心存善意，重视和给予支持[19]。

在沉浸式模拟中，"暂停与讨论"的方法被广泛应用。在这种模拟环境中，学员或培训师可以暂停情境，随后针对关键的学习点进行简要讨论。学员应在复盘期间充分掌握该过程。讨论的内容可以涵盖决策解析、相关技巧的运用，以及下一步行动的考量等。尽管 SP 通常不会主动要求暂停，但他们也可能会被要求参与讨论。

还有一种有效的方法叫做"增加变量"（plus delta）。在模拟结束后，培训师会立即组织一次头脑风暴活动，并把学员的反应快速记录在共享的载体上，比如白板或活动挂图。这些反应被分为积极因素（plus-thing）和消极因素（delta-thing）。积极因素指运行良好的方面，而消极因素则指需要改善或改变的方面。小组会尽量多提出些观点，然后选择一些重点深入探讨。这些选择通常与预期的学习目标相符。在时间紧迫的情况下，这种方法非常有效，而且可以让 SP 参与头脑风暴和更深入的探讨。

框 10.3　基于 SP 的课程中，以病人为中心的模拟问诊的复盘框架

包含 1 名培训师，1 名 SP，4 名学员

情况介绍

● 欢迎学员

　• 确定第一位学员进行以病人为中心的模拟问诊

　• 讨论学习目标，包括对预期表现的说明

　• 与 SP 共同进行以病人为中心的模拟问诊（10 分钟）

　• 记录问诊内容，剪辑编辑并在复盘中使用

　• 学员在问诊结束后随即回到复盘的房间，在这里会被询问问诊过程的感受，哪些是他们认为做得好的部分，哪些是需要改进的部分

　• 根据预期表现分享 SP 的问诊经历

　• 观察者被要求记录表演中特定的要素，以便在复盘中分享

　• 培训师同样需要提出反馈意见

　• 对学习进行总结（由 1 名或 2 名观察者学员负责这项工作）

● 向学员简要介绍 SP 及其具体任务

● 询问学员是否有任何问题

续

- 询问学员是否希望观察到任何特殊技巧
- 在 8 分钟时，敲门提醒时间还剩余 2 分钟
- 确保记录设备已打开

模拟活动
- 学员进行问诊
- 培训师和其他学员观察
- 注意回顾的特定时间段

复盘
- 在情境结束后立即开始复盘，当学员和 SP 返回复盘房间时，请遵循以下顺序，并根据学员的需求灵活进行
  - 培训师问学员：
    - ☆ 你能简要陈述在情境中的感受吗？
    - ☆ 你能说出 2 种你用到的有效技能吗？为什么？
  - 培训师问 SP：
    - ☆ 你能指出学生用到的 2 种有效技能吗？为什么？
  - 培训师问观察者他们是否愿意增加这些技能
  - 培训师可以增加这些技能
  - 培训师问学员：
    - ☆ 你能说出你希望提高的 2 种技能吗？
  - 培训师问 SP：
    - ☆ 你能指出学员本可以在此情境中用到的、可以改进的 2 种技能吗？为什么？
  - 培训师问观察者他们是否愿意增加这些技能：
    - ☆ 指定的学员分享评分表中的评分
  - 培训师可以增加这些技能
  - 回顾 2～3 个情境小片段
    - ☆ 让学员、SP 和观察者参与片段的讨论
  - 让小组参与提出改进建议
- 如果需要，可以对其中一个建议进行彩排
- 总结复盘
- 询问学员是否有其他问题
- 在每次问诊的基础上，对所有学员重复该过程

反思
- 学员在课程结束后完成书面反思，并计划怎样和何时检验他们是否达到学习目标

评价
- 在评价阶段，SP 和学员完成书面评价表

视频辅助下的复盘

视频辅助下的复盘（video-assisted debriefing，VAD）指借助视频进行复盘。尽管有证据显示，一些 VAD 练习通常出现在基于人体模型的模拟环境中。随着图像捕捉及视频回顾技术的日益普及，这种方法在基于 SP 的模拟中可能会得到更广泛的应用。然而，为了确保 VAD 在学习过程中产生积极影响，必须进行细致考量。其中，摄像头和麦克风的位置尤为关键。此外，SP 需要了解座位安排，以便捕捉他们的面部表情、肢体动作，以及与学员之间的口头交流。框 10.4 总结了基于 SP 模拟活动录制的优点。

在模拟活动结束后，培训师和 SP 应立即着手挑选出需要深入查看的特定剪辑，这一环节至关重要。这些精选的片段往往能够激发深入的讨论，达到进一步的教学目的。当培训师或 SP 需要剪辑这些片段时，应从要给学员展示哪些内容，并引导他们关注哪些特定要点的角度考虑。一般来说，使用 2～3 个时长在 30～45 秒的简短片段就足以为回顾过程提供讨论素材。为了日后的复习以及存档，学员会获得自己的录像资料。另外，还需要考虑管理因素，如图像的许可使用问题等。务必明确告知参与者和模拟人员录制的目的和原因，以及模拟结束后这些录像的处理方式。在某些情况下，可能还需要获得参与者的书面同意。

框 10.4　对基于 SP 的模拟进行视频录制的优点

- 记录活动用于立即回顾或者随后的回顾
- 使学员能看到别人眼中的自己
- 向学员展示他们做得好的地方，以强化他们的有效表现
- 向学员展示他们可以改善的地方（如语速过快、姿势不自然等）
- 帮助学员、SP、教师回忆
- 促进讨论
- 考虑情境中与时间相关的因素
- 确保 SP 表演的质量

小　结

反馈在模拟教学中被视为最重要的支持学习的手段。SP 在为学员提供反馈方面有着重要且独特的作用。作为真实病人的代理人，SP 使学员能够听到病人在模拟环境中的内心经历和感受。通过培训，帮助 SP 掌握以病人为中心的反馈技能和相关的沟通技巧。反馈和复盘可以被视为多方向的信息传递，SP 可以支持学员自我调节行为。复盘通常由教师引导，如果 SP 也在场，则效果最为显著。

参考文献

[1] McGaghie WC, Issenberg SB, Petrusa ER, et al. (2010) A critical review of simulation-based medical education research: 2003-2009. Medical Education, 44(1): 50-63.

[2] Molloy E, Boud D (2013) Changing conceptions of feedback. In: Boud D, Molloy E (eds) Feedback in Higher and Professional Education: Understanding It and Doing It Well: 11-33. London: Routledge.

[3] van de Ridder JM, Stokking KM, McGaghie WC, et al. (2008) What is feedback in clinical education? Medical Education, 42(2): 189-197.

[4] Nicol D, MacFarlane-Dick D (2006) Formative assessment and self-regulated learning: a model and seven principles of good feedback practice. Studies in Higher Education, 31(2): 199-218.

[5] Stewart M (2001) Towards a global definition of patient centred care. BMJ, 322(7284): 444-445.

[6] Bleakley A, Bligh T (2008) Students learning from patients: let's get real in medical education. Advances in Health Sciences Education, 13(1): 89-107.

[7] Kneebone R, Nestel D, Wetzel C, et al. (2006) The human face of simulation: patient-focused simulation training. Academic Medicine, 81(10): 919-924.

[8] Nestel D, BentleyL (2011) The role of patients in surgical education. In: Fry H, Kneebone R (eds) Surgical Education: Theorising an Emerging Domain: 151-168. Dordrecht: Springer.

[9] Nestel D, Kneebone R (2010) Authentic patient perspectives in simulations for procedural and surgical skills. Academic Medicine, 85(5): 889-893.

[10] Robertson K (2014) Communication Skills. BMJ Learning. http://learning.bmj.com/learning/module-intro/communication-skills-guide.html?moduleId=6057021(accessed 15 April 2014).

[11] Rudolph W, Simon R, Dufresne RL, et al. (2006)There's no such thing as "noniudgmental" debriefing: a theory and method for debriefing with good judgment. Simulation in Healthcare, 1(1): 49-55.

[12] Rudolph TW, Simon R, Rivard P, et al. (2007) Debriefing with good judgment: combining rigorous feedback with genuine inquiry. Anesthesiology Clinics, 5(2): 361-376.

[13] Raemer D, Anderson M, Cheng A, et al. (2011) Research regarding debriefing as part of the learning process. Simulation in Healthcare, 6(7): S52-S57.

[14] Jeffries PR, Rogers KJ (2007) Theoretical framework for simulation design. In: Jeffries PR (ed) Simulations in Nursing Education: from Conceptualization to Evaluation:

21-58. New York: National League for Nursing.

[15] Dreifuerst K (2010) Debriefing for meaningful learning: fostering development of clinical reasoning through simulation. PhD thesis, Indiana University Scholar Works Repository.

[16] Imperial College London (2012) The London Handbook for Debriefing: Enhancing Performance Debriefing in Clinical and Simulated Settings. London: Imperial College London.

[17] Howley LD, Martindale J (2004) The efficacy of standardized patient feedback in clinical teaching: a mixed methods analysis. Medical Education Online. http://med-ed-online.net/index.php/meo/article/view/4356(accessed 5 July 2014).

[18] Pendleton D, Schofield T, Tate P, et al. (1998) The Consultation: an Approach to Learning and Teaching. New York: Oxford University Press.

[19] Silverman J, Kurtz S, Draper J (2005) Skills for Communicating with Patients. 2nd edn. Abingdon: Radcliffe Publishing.

第**11**章　标准化病人在体格检查技能教学中的应用

作者：*Anna K Vnuk*

▶▶ 关键信息

- 体格检查（physical examination，PE）是一个复杂的过程，可以通过真实病人、同伴、人体模型和任务训练器以及 SP 等多种途径来学习。
- SP 在体格检查技能教学中有着重要的作用。
- SP 需要经过认真的筛选和培训后才可以支持学员掌握体格检查技能。
- 确保 SP 在出现意外的临床症状时，建立相应的保障机制。
- 根据 SP 个人体格检查结果设定的特殊情境能提供有价值的学习体验。

✎ 概　要

　　在医疗工作中，体格检查作为复杂且不可或缺的一个环节，其重要性和难度不言而喻。在体格检查过程中，病人的意识清醒具有关键的作用。然而，现实中，病人经常因健康状况而无法充分发挥这一作用。因此，本章探讨了当前用于教授医疗专业学员体格检查的各种方法。这些方法包括利用临床环境下的真实病人、技能实验室的同事、人体模型和任务训练器，以及模拟临床环境下的标准化病人（SP）进行学习。本章简述了 SP 的招募、筛选和培训的过程，还描述了如何培养他们向学员提供反馈信息的能力。此外，根据 SP 的个人体格检查结果设立的特殊情境，能为学员提供更为丰富、真实的体验。

💬 引　言

　　本章详述了 SP 在提高医疗专业学员体格检查技能方面的作用。体格检查是一项复杂的精神运动，用于评估病人的健康状况，为诊断相关的临床决策提供支持。病史采集的信息在诊断中的重要性占比高达 80%[1, 2]，因此体格检查可用于证实或排除诊断。为了作出准确的诊断，医疗专业学员需要了解每一种可能的诊断对应的病人体征，确定需要进行身体检查的部位和特殊的检查及操作 [3]。在开始体格检查之前，学员必须向病人解释检查的目的，并获得病人的同意。此外，还应对检查的每一部分进行简要解释，包括如何呼吸、如何移动身体等 [4]。学员必须密切观察病人是否有任何不适症状，并根据病人的反应调整或协商检查过程。学员必须确保采用正确的检查技术，以便识别、描述和解释病人出现的可能与诊断相关的体征 [5]。根据这些发现，可以进一步增加检查。学员也可能需要更多的检查来确认诊断 [1, 2]。学员需要向病人（或在评估或教学情境中向检查者）解释检查结果和可能的诊断。由此可见，体格检查是由一系列复杂的任务组成的，包括认知、身体和沟通方面的，同时还需要平衡病人的舒适度和获取诊断所需的信息。

体格检查的教学方法

体格检查教学分为两个主要步骤——示范和练习，并且可以以不同的方式进行。

1. 临床环境中的真实病人

这种方法的优点相当显著 [6]，因为这是真实的学习。当病人提出一个需要解决的实际问题时，学员有机会体验到体格检查所发现的情况与病人目前的状态相对应的联系，从而形成对这些体格检查症状的个人记忆 [7, 8]，如肝脏肿大是什么样的感觉、踝关节肿胀感觉如何、胸膜摩擦音听起来是什么样的等。然而，利用真实病人进行床旁教学也有着明显的缺点。有充分的证据表明，很难找到愿意接受且能够承受多个学员体格检查的病人 [9]。在床边检查病人会破坏医患关系，因为增加了多个学生，且这些学生的需求相当大，并且往往与病人的需求相悖。Monrouxe 等 [10] 指出，在这种情况下，病人往往被降低到只作为"道具"的地步，即病人通常无法参与到医生和学生的互动中，而仅仅被用来展示症状，当他们用医学术语来讨论这些症状时，病人易对其病情产生潜在的困惑和担忧，并且病人可能被长时间暴露在外 [10]。被当作"道具"来对待、被谈论、被暴露都是医生在以病人为中心的照护方面的不良示范。让缺乏经验的学员对病人检查还可能导致病人额外的不适。当然，确实也有病人自愿做体格检查的情况。其中一个可能的原因是病人想通过医生与学生之间的谈论知道更多有关他们身体状况的信息 [11]。

2. 临床技能实验室里的同伴

这是练习体格检查时间效益和经济效益都很高的一种方法，因为学员一直都在场而且不用付钱可以彼此互为练习的模特。同伴之间的体格检查据说能增进同理心 [12]，而且为学员提供一个安全的学习环境 [13]。另外，在一项多中心的研究中 [14]，学员普遍接受过对身体至少一个部位进行检查和被其他学员检查。当然，这种方法也有一些缺点。同伴之间的体格检查中，被检查的学员没有需要解决的健康问题，使得检查的情境不真实。也很少见检查的学员有不正常的体格检查发现 [15]，而且学员总是期望不会有异常的检查结果。这可能会影响学员对体格检查目标的理解，即寻找诊断的证据，从而导致学员只是走过场完成体格检查的操作，而不是真正参与其中 [16]。此外，在导师向学员小组示范和同伴小组练习中，学员可能会感到被迫参加和（或）脱去一些衣服，特别是有男同学在胸部检查中要脱去胸前的衣服 [16]。文化障碍有时也会妨碍同伴间的体格检查。进一步说，当学员相互检查时，被检查者能够预料到检查者的指示，这样实际会阻碍学员清晰传达指令和解释方面技能的提升。

3. 人体和任务训练器

利用人体和任务训练器来教学体格检查通常仅限于为学员提供异常体格检查的症状，如心音和杂音等。这种方法的优点是不会对病人造成伤害，但人体模型无法让学员发展与病人交流沟通的能力。另外，一些任务训练器无法提供有效的症状 [17]，因此可能无法帮助学员发展准确的操作技能、感知和解释的能力。

用 SP 来进行体格检查教学

SP 解决了用真实病人、同伴、人体和任务训练器教学无法解决的难题。SP 的方法不会对病人造成伤害，并且为学员和病人提供了安全的学习环境。同时，SP 为不同性别和不同层次的学员提供了公平测试的平台。尽管利用 SP 并不是真实的学习，但人为设定的情境有其可利用的优点，包括暂停体格检查过程来纠正错误、提出疑问、探查和加深理解。现实情境的开发能够提升学员的知识和技能水平，特别是临床推理能力。SP 可以参与示范、排练和评估的环节。

SP 的招募

SP 在培训和工作前需要经过适当了解和筛选。

1. 向 SP 清楚地阐述教学或评估活动的具体内容，特别是在涉及脱衣、身体接触或任何侵入式检查手段的情况下。例如，在感受骶骨水肿的教学活动中，学员需要观察脊椎末端部位，而这部位通常被内衣所遮盖。此外，SP 需要了解他们的工作时长和可能的学员人数，以便他们能够提前评估自己是否能够承受任务。

2. 每个 SP 都需要一份病史记录，让有医疗责任保险的执业医师对他们进行体检。这样做可以让 SP 在知情的情况下决定他们愿意接受哪些检查以及是否有任何限制。例如，一些女性 SP 不希望进行心肺检查，因为可能会对乳房周围有大量触诊。如果发现任何未知的医疗状况或体征，SP 会被转诊给他们的家庭医生进行随访。尽管临床学者没有为 SP 提供治疗的职责，但是他们仍然有义务来确保对 SP 在临床检查和学员检查中发现的任何问题和异常得到妥善的后续处理。为此，我们会保留一份表格，并在日后询问 SP 是否转诊，但不会询问其结果，因为这是保密的。另外，知道 SP 的体格检查结果有利于决定他们最能胜任哪种教学或评估情境。有些 SP（如真实病人）的体格检查特征比其他 SP 更难显现。例如，我们倾向于不将心音非常平静的 SP 纳入对初学者的评估中。

3. 需要注意的是，学员对 SP 做的体格检查不能算是真正的体格检查。例如，如果他们被要求去家庭医师那里做检查，那么他们必须与医师保持联系。

SP 一旦接受了这份工作，就必须接受相关培训。

1. 在最初级的培训中，我们要求 SP 回答学员的问题，就像他们以前从没做过这个检查一样，因此他们应该按照字面理解做。例如，如果学员要求他们屏住呼吸，他们会一直保持屏住呼吸直到被告知可以呼吸为止。如果指示不清楚或者太小声，他们不应该猜测和预判，而是要请求再清晰地说一遍。

2. 针对学员不合适的行为（如粗鲁），SP 应该表现出惊讶和被冒犯，必要时以他们角色身份作出评价。例如，如果学员忘了自我介绍，SP 应该问他叫什么名字。

3. 检查结束，SP 应当对学员或导师给出反馈，包括这次体格检查过程的指示是否清晰，有哪些地方让人感到粗暴或不舒适（比如"你的指甲划到我了"）。

这些培训很重要，不然 SP 就会变成能预料到学员会怎样指示的职业病人了，那样会让 SP-学员之间的互动就如同同伴之间体格检查一样，而不利于学员发展沟通的技能。

在典型的教学活动中，导师和 SP 会共同示范检查过程，这样做的优点是导师可以慢慢仔细地示范，因为知道"病人"能够承受长时间的检查，并且能够应对学员的多次检查。当然，导师仍应保持良好的角色示范，检查"病人"是否舒适，及时盖上被子，避免其着凉、不适和尴尬。SP 也可以帮助学员练习体格检查技能，尤其是在导师的监督下。"病人"可以实时向学员反馈，帮助他们改善技能，学员也可以从"病人"那里得到反馈，比如哪里会产生不适。SP 可以通过向学员提问，帮助其将技能与基础知识相结合，那样就不会担心使用令人困惑的术语让病人焦虑了。因此，这是一个很好的机会，可以教授学员什么话可以在病人面前说，以及如何用非专业术语向病人解释。这些课程也是让 SP 以病人的身份对沟通进行反馈的机会。SP 参与体格检查课程的通用计划见框 11.1。

框 11.1 医学生体格检查学习课程的教学实例

- 总体目标：教授和评估体格检查。
- 学习目标

  首要的
    - 正确地展示体格检查的操作技能。
    - 展示沟通和与病人互动的技巧（包括指导病人和解释症状）。
    - 体格检查中能留意观察病人的个人感受（特别是有不舒适的地方）。

  次要的
    - 能描述和实践诊断决策以及临床推理（发展）
- 目标对象：医疗专业和其他健康专业的学生，特别是在他们临床前阶段的体格检查学习课程上。当导师和 1 名 SP 示范体格检查时，为保证效率，最多可以有 8 名学生围在病床旁边。1 名受过高级培训的 SP 要能独自应对 4 名学生。
- 环境：临床技能实验室（有病床和能保证个人隐私的布帘）
- 项目 / 课程长度：1～3 小时。
- 教师（数量和经验）：1 名 SP 配 1 名临床导师，除非 SP 已接受过培训并能在体格检查教学评估中给予指导和反馈，否则这个比例不能降低。有 1 名导师在现场解答关于体格检查的各种疑问（超出了 SP 所受训的范围）。导师可同时监督多个 SP 的教学活动。
- 模拟器：SP
- 提供的频率：可变。有些导师可能希望每次体格检查教学课程都有 SP，尤其在决定不用同伴来学习体格检查的情况下。有些导师也许只会在示范新的操作技能和评估时用 SP。

SP 同样可以参与到体格检查的评估中，其优点是，同 1 名 SP 可以对学员进行标准化评估，还避免了对真实病人的过度检查和潜在的滥用等。

SP 的价值在体格检查教学和评估两方面都可以得到体现。

1. 提高 SP 对学员反馈的水平

经过一段时间培训和反馈练习，SP 可以在操作技能方面给学员提供反馈，特别是可以从病人的角度对触诊技能进行评估（例如，"你的手在触摸肾脏时"的位置不对或者"你在深部触诊中压得不够深"）。这些需要导师的培训、反馈和讨论。对于导师来说，这些反馈信息是非常有用的补充。经过进一步的培训，SP 可以对体格检查技能作出评估和提供反馈，而不需要导师观察每个 SP- 学员的互动[18]。我们要求 SP 根据检查表提供详细的反馈意见，随着培训和标准设定的反馈开展，他们就能轻松地对学员表现作出全面评价。我们用视频来记录这些互动，尤其回顾被 SP 评定为"失败"或"不确定"的学生的录像。我们还从所有 SP 的记录里挑选部分观看，作为质量监控的一种手段。这些措施节约了教师的时间（和金钱），同时保证了所有学员都能胜任基本的体格检查操作[19]。

2. 在体格检查中加入病史采集

如果把病史采集加入体格检查中，就可以培养和评估临床推理能力了。不过，因为临床推理能力更多是通过讨论的方式进行评估[20]，所以需要积极地询问学员的思考过程。因此，在病史采集后，学员会被问到可能的诊断有哪些，以及他们期望在体格检查中发现什么，这些也可以发生在回顾与 SP 互动的录像时[21]。

如果我们希望学员根据病人病史在体格检查中仔细寻找可能的症状（这正是临床实践中会发生的情况），那么很重要的一点是他们查体的发现要与病人的病史相吻合。例如，如果病人有右心衰竭病史，但是在检查中却没有外周水肿或者颈静脉压力升高，那么就无法教育学员要认真仔细观察体格检查中的症状，学员可能就会忽视明显的症状或者假设所有都是正常的[22]。这会导致学员养成不好的体格检查习惯和无法体会体格检查在确认诊断中的作用。将在体格检查中发现的 SP 症状（在入职前的体格检查中的发现）结合到模拟情境中有可能提高真实性，当然，这需要在获得病人许可的情况下进行。举例来说，有个 SP 多年前做过胃食管手术（尼森胃底折叠术），我们就可以给他设置这样一个情境，他是一个曾经做过反流手术却没有成功的病人，一直饱受反流的痛苦，并且现在吞咽困难的情况更加严重了。学员需要考虑各种诊断，比如食管狭窄、食管癌等。这样能鼓励学员全面地考虑体格检查的结果（这种情况下，中央上腹部会有一个大型伤疤），因为这样才能与病人的病史相吻合。再如，利用 SP 有轻度凹陷性水肿来设置有轻度右心衰竭的病人的情境。若 SP 有极轻微的体格检查异常症状（包括年轻的 SP），可以将情境设定为他们都是有阵发性症状的病人（例如哮喘和心悸），或者训练他们模拟腹痛。这些做法使得体格检查不至于变成表演，能帮助学员整合他们的知识和技能。实际上，这些评估会变得像"长期病例"[23]，但不同的是其不需要一个真实的病人，而且内容和难度可以标准化，还可以观察到学员与病人之间的互动。

🔵 小 结

SP 在体格检查教学中发挥着非常重要的作用。他们参与教学和评估环节，能够从病人的视角为学员提供真知灼见，并且避免对真实病人造成伤害。同时，能给学员提供公平的学习体验。SP 的作用可以发展为在任务技术方面给学员提供反馈，并且对学员作出评估，这样可以节省开支。应该基于增加真实性的角度来开发情境，提高和检测学员的临床推理能力，而不仅仅关注体格检查技能操作表现。当然，必须制定本地的指导方针，以防给 SP 的健康造成负面的影响（以及对临床学者造成诉讼的可能），其中包括对所有 SP 进行筛查，对 SP 发现的任何健康问题就医转诊，以及长期的持续的日常健康检查提醒。

参考文献

[1] Hampton JR, Harrison MJ, Mitchell JR, et al. (1975) Relative contributions of history-taking, physical examination and laboratory investigation to diagnosis and management of medical outpatients. BMJ, 2(5969): 486-489.

[2] Peterson MC, Holbrook JH, Von Hales D, et al. (1992) Contributions of the history, physical examination and laboratory investigation in making medical diagnoses. Western Journal of Medicine, 156(2): 163-165.

[3] Benbassat J, Baumal R, Heyman SN, et al. (2005) Viewpoint: suggestions for a shift in teaching clinical skills to medical students: the reflective clinical examination. Academic Medicine, 80(12): 1121-1126.

[4] Silverman J, Kurtz S, Draper J (2005) Skills for Communicating with Patients. 2nd edn. Abingdon: Radcliffe Publishing.

[5] Sibbald M, Panisko D, Cavalcanti R (2011) Role of clinical context in residents' physical examination diagnostic accuracy. Medical Education, 45: 415-421.

[6] Nair BR, Coughlan JL, Hensley M (1997) Student and patient perspectives on bedside teaching. Medical Education, 31: 341-346.

[7] Duvivier R, Stalmeijer RE, van Dalen J, et al. (2012) Influence of the hospital workplace on learning clinical skills. In: Duvivier R (ed) Teaching and Learning Clinical Skills. Mastering the Art of Medicine, Uitgeverij BOXPress: s-Hertogenbosch.

[8] Cox K (1998) How well do you demonstrate physical signs? Medical Teacher, 20: 6-9.

[9] Olson L, Hill S, Newby D (2005) Barriers to student access to patients in a group of teaching hospitals. Medical. Journal of Australia, 183(9): 461-463.

[10] Monrouxe L, Rees C, Bradley P (2009) The construction of patients' involvement in hospital bedside teaching encounters. Qualitative Health Research, 19: 918-930.

[11] Chretien KC, Goldman EF, Craven KE, et al. (2010) A qualitative study of the meaning of physical examination teaching for patients. Journal of General Internal Medicine, 25(8): 786-791.

[12] Braunack-Mayer A (2001) Should medical learners act as surrogate patients for each other? Medical Education, 35: 681-686.

[13] Wearn A, Bhoopatkar H (2006) Evaluation of consent for peer physical examination: students reflect on their clinical skills learning experience. Medical Education, 40(10): 957-964.

[14] Rees CE, Wearn AM, Vnuk AK, et al. (2009) Medical students' attitudes towards

peer physical examination: findings from an international crosssectional and longitudinal study. Advances in Health Sciences Education: Theory and Practice, 14(1): 103-121.

[15] Pols J, Boendermaker P, Muntinghe H (2003) Incidence of and sequels to medical problems discovered in medical learners during study related activities. Medical Education, 37: 889-894.

[16] Vnuk AK (2013) Going through the motions: medical students' experiences of learning physical examination (unpublished doctoral dissertation).

[17] Macintosh M, Chard T (1997) Pelvic manikins as learning aids. Medical Education, 31: 194-196.

[18] Stillman PL, Regan MB, Swanson DB, et al. (1990) An assessment of the clinical skills of fourth-year students at four New England medical schools. Academic Medicine, 65(5): 320-326.

[19] Hasle JL, Anderson DS, Szerlip HM (1994) Analysis of the costs and benefits of using standardized patients to help teach physical diagnosis. Academic Medicine, 69(7): 567-570.

[20] Pulito AR, Donnelly MB, Plymale M, et al. (2006) What do faculty observe of medical students clinical performance? Teaching and Learning in Medicine, 18(2): 99-104.

[21] Rose M, Wilkerson L (2001) Widening the lens on standardized patient assessment: what the encounter can reveal about the development of clinical competence. Academic Medicine, 76(8): 856-859.

[22] Hauer KE, Teherani A, Kerr KM, et al. (2007) Student performance problems in medical school clinical skills assessments. Academic Medicine, 82(10 Suppl): S69-S72.

[23] Norcini JJ (2002) The death of the long case? BMJ, 324(7334): 408-409.

第12章 标准化病人方法论和评估

作者：*Cathy M Smith,Carol C O'Byrne,Debra Nestel*

▶▶ 关键信息

- 标准化病人（SP）本身就是"测试的问题"，因此需要"标准化"，以便进行公平、可靠的评估。
- SP培训师（培训SP进行评估的人）需要了解评估的基本原则。
- 在为涉及认知和行为层面的评估准备SP时，有几个阶段需反复进行人物塑造的标准化。
- 刻意练习的原则适用于SP个人达到"评估准备就绪"的要求。
- 在评估完成后，SP的反馈、谈话录音的回顾以及复盘都是提高质量的有价值的做法。

概　要

在健康专业教育、培训和认证领域的表现评估已将人类和非人类模拟作为一种情境，来作为现实生活的替代，并允许人们开发对行为、技能以及解决问题能力进行评估的方法。而且，模拟能够实现"按需"学习和评估，使得内容和评估更加标准化，同时确定预期的学习结果。为了达到评估目的，尤其要在评估的基础上作出高利益相关性决定时，就需要标准化和一致的案例演示，以助于提高评估、反馈、掌握及判定决策的可靠性和有效性。本章探讨了刻意练习和质量保障的概念及方法，以规范SP的表现；并探讨确定了SP"评估准备就绪"的标准，即由一个SP在一个地点为多个学员重复演示，或为多个SP和培训师在多个地点多次演示。

引　言

本章将全面阐述SP方法论的理论和在评估中的实践。由于SP在基于表现的评估中扮演着"测试"的角色，所以SP培训师必须熟练掌握评估的原则，特别是与SP培训相关的原则，以及如何将其转化为高质量的基于 SP 的评估。我们将详细探讨 SP 为了评估塑造角色的关键部分，包括标准化。同时，本章还将概述 SP 的角色和职责，并探讨将 SP 作为评估者的情况。

评估中 SP 的作用

在医学教育评估中，SP 扮演着不可或缺的角色[1-3]。他们通常作为客观评估的"物品"、使用中的"工具"或"手段"呈现[4, 5]。实际上，SP 在评估中是重要的共同参与者，作为人类的"考题"或代表真实病人，他们位于学员需要展示实践技能的核心位置[5, 6]。

当需要评判学员的沟通交流能力、健康教育能力、观察及评估能力，以及适应病人（同事）需求的能力时，SP 很适合对学员表现进行分级评估。此外，SP 还适用于同时比较评判多个学生的能力[7, 8]。

通常，在基于 SP 的评估中，学员会先后进入各个情境（或站点）与不同 SP 交互，来展示自己的技能。情境可能包括病史采集、体格检查、问诊、制订健康管理计划、与其他医疗专业人员合作，以及应对特定的沟通挑战等（如突发坏消息、道德困境）（见第 2 章）。操作性技能还可以通过混合模拟来评估。混合模拟需要 SP 和另一个模拟器（如任务训练器）组合完成。最后，由临床观察评估员或者 SP 完成评分表和（或）提供口头或书面反馈，来评判学员的表现。

评估的相关术语

目前，人们已开发各种各样包含 SP 的多站考核形式。客观结构化临床考试（objective structured clinical examination，OSCE）由若干提供重点说明的站点组成（每个站点通常 5 ～ 10min）。而结构化程度较低的临床实践考试（clinical practice examination，CPX）的特点是站点需要更长的时间（15 ～ 50min），需要学员像在真实情境中一样与病人交流，然后撰写一个病历报告[2, 3, 9, 10]。

在这些考核形式中，评价方式主要有两种。形成性评价旨在支持学员在学习期间提高技能，因此必须包括在学习和反馈过程中可以衡量学员进步情况的工具。有时也会使用一些不分级的评估方法。终结性评价总是"分级"，它用于评估学员在学习一段时间之后的知识掌握情况，并可以确定学员是否为下一阶段的学习做好准备。高利益相关性评估就是一种终结性评价，它包括决定学员是否可以进入下一阶段学习、获得证书和执照等。高利益相关性评估的学员一般被称为考生。尽管在终结性评价中，模拟病人通常被称为"标准化病人"，但我们仍使用模拟病人来代表为了评估而行为被标准化的人。

SP 方法论的发展

在过去的 50 年里，方法论有几种推动或试图推动表现和能力测量的因素，影响

SP 的发展 [1, 9, 11]。在 20 世纪 60 年代，出现了从"知识"向"表现"话语的转变，在这种转变中，考生通过在真实或模拟情境中的行为来更全面地展现能力，并由观察员进行评估 [11]。在此期间，SP 被引入医学教育领域 [11-13]。到 20 世纪 80 年代，出现了心理测量学话语，旨在用数字量化人类的特征和行为，以便进行比较 [11]。同期，引入了与评估设计各个方面相关的系统性和标准化进程，来进行高效的统计分析和控制方差。Millman 和 Greene 指出，标准化测试是在所有测试中采用相同的实施条件和评分程序。实施条件包括测试的实际环境、考生指引、测试材料以及时间因素 [14]。通过呈现基本相同的考核情境和内容，可以测试考生的能力。为反映这一动向，SP 被重新命名为标准化病人 [15]。

到 20 世纪 90 年代，"生产"的说法出现了，与此同时，基于 SP 的全国分布式高利益相关性评估也日益兴起，人们更加强调通过实施严格的质量保证措施，更加强调在评估各个方面提供标准化的结果 [11]。从这些话语中衍生出的行为表现、标准化及质量保证的概念都是 SP 评估方法论的基本原则。

SP 表演评估

SP 必须从整体上体现出他们所代表的病人的各个方面，即自然地综合认知、情感以及精神活动等各个方面，以呈现更真实的状态，就像真实的病人一样 [1, 16]。他们需要记住"什么"，即情境中给定的具体信息，同时将其与"如何"相结合，即具体表演要考虑的要素（采用语言还是非语言行为，提供信息的时机、数量以及陈述方式）。他们还要（在角色和评估的范围内）不断地通过"无脚本考查考生"，去沟通和即兴表演。他们既要进入角色，又要脱离角色，以一定程度的超然（世外）来观察这个过程，以便提供适当的特定刺激（如脚本台词和行为），并在适当的时候保留或回忆一些细节，以便提供反馈和（或）完成评估 [16, 17]。他们需要表演得很纯粹，不受角色、内容知识的影响，同时也不受他们与其他考生互动的影响。对 SP 进行表演培训可能也是有用的（如有些情境需要高度情绪影响），但这并不是先决条件，因为 SP 的表演风格与演员的表演风格非常不同 [1, 10, 16, 18-20]（见第 6 章）。

SP 人物塑造的标准化

标准化原则是 SP 评估的一个重要方面，这是指 SP 与不同考生之间的表演在不同时间内必须具备一致性（信度）以及准确性（效度），以使每个考生都能公平、平等地获得相同的机会。标准化可以适用于单个 SP 的角色塑造，也可以适用于一个或多个情境的 SP，这些 SP 扮演同一个角色，并接受过相同或不同 SP 培训师的培训。故而，越是高利益相关性的评估，对标准化的要求就越高。但是，目前对于标准化的具体概念尚没有形成共识。一种说法是所有 SP 扮演着相同的角色，并且这些角色在外人看来有着固定的表演方式；另一种说法是因为每个人都是独一无二的个体，所以虽然所有考生必须面对相同的挑战，但不同 SP 扮演同一个角色时的表现会有所不同 [1, 15, 16, 23]。

关于 SP 评估的大量心理测量学研究表明 [7, 24-30]，SP 表演的标准化是可行的，但是 SP 内部、不同 SP 之间还是存在差异 [27, 31, 32]。SP 表演的不一致（如缺乏适当的提示、隐瞒或提供错误信息、提供不准确的身体或情绪反应）会影响评分，SP 及其培训师的选择和培训也会产生问题 [22, 31, 33-36]。考虑到 SP 与培训师在教育程度、性格、在各种形式的评估工作中的性质和经验、SP 方法论的认识程度、灵活性、精力和态度等方面的差异，这种现象并不罕见。

培训过程

培训 SP 对学员表现进行评估是一个微妙且复杂的过程，同时涉及认知和行为要素。目前尚没有公认的 SP 培训标准，与 SP 培训相关的研究也缺乏具体细节和透明度，但是基于情境的培训方法有很多种描述 [1-3, 10, 12, 16, 22, 34-41]。

培训过程大致可以分为四个阶段：准备、培训、课程监控和持续质量保证及支持。此外，还要考虑培训 SP 完成评估和反馈工作。

第一阶段：准备

• 开发案例与评分工具

在培训之前，SP 培训师和 SP 需要共同制定、测试和试用目标和能力相关的案例和评分工具 [2, 3, 10, 36-40]。及早进行全面的角色开发和准备是很有价值的质量保证措施 [27, 38, 40]。然而，这方面的研究和文献目前不多。

• 培训资源

培训资源包括培训指南、评估准备就绪表及教学视频 [3, 10, 16, 22, 40, 41]。在培训指南中应提供背景细节和关键信息，包括对评估准备就绪的状态和实现方式的解释。培训指南应对如何达到预期表演要求提供指导。在培训指南中，需要强调保密性、利益冲突、考试安全及纠错方法等关键内容。规范要点主要包括着装要求、电子设备使用、有气味物品的穿戴、紧急疏散，以及与其他 SP、考生、评估者互动的相关政策。

评估准备就绪表应包括具体的、可观察的指标，以反映培训指南的关键要素。根据这些指标可以评估 SP 的准备情况，即提供通俗易懂且简明的评估标准。为 SP 的表现设基准的培训视频具有重要价值，尤其是涉及评估多情境且有多名 SP 培训师的情况下。

这些工具为 SP 和 SP 培训师提供了背景、角色期望、责任和工作流程，并在每次评估时系统地确定流程的框架和重点。多情境评估尤其受益于这些资源，不同情境的 SP 无须急于填补感知的空白，也不用假设具体的工作流程。

• 招募 SP

招募合适的 SP 和 SP 培训师对于保证 SP 表演质量和实现标准化是非常重要的。尽管关于该领域的正式研究很少，但是也有不少关于评估情境下 SP 应具有品质的报道 [1, 3, 10, 16, 18, 22, 24, 31, 33, 36, 37, 42]。考虑的因素包括 SP 人口学特征（性别、年龄、生理特征）、现实因素（可利用性、无利益冲突、既往经历）、技能（积极倾听、注意力、专注、对细节的把握力、记忆力）、态度（接收反馈的开放性、灵活性、反思能力、职业素养、认知偏差的自我意识）、智商和情绪的稳定性等。在考虑让 SP 扮演与其自身经历过于接近的角色时必须谨慎，以确保不会影响他们保持角色的能力或者影响他们的健康。并不是所有的 SP 都可以做各种类型的评估。

第二阶段：培训

培训课程需要精心组织。在有限的时间里，SP 培训师需要帮助和指导 SP 进入角色，并以真实、准确、连贯的方式呈现出来。有报道称，SP 在终结性评价开始之前才能收到纸质剧本，但这种做法在对考生进行公平评估方面并不可取。根据刻意练习的原则 [43]，通过有针对性地练习、排练、表演及反馈等循环往复的过程，有助于 SP 更好地掌握表演方法和做好评估准备 [44, 45]。

为评估进行的 SP 角色培训分为几个步骤（如图 12.1 所示）。新参加评估的 SP，可能需要参加一次迎新培训，可以是面对面的和（或）包含在培训指南中。为扮演相同角色的所有 SP 提供面对面的培训也很重要，可以很形象地为他们介绍角色、情境以及播放培训视频（如果使用），并讲解评估的过程。也可以把扮演同一个角色的所有 SP 组织在一起进行培训，以保证一致性以及进行基准测试。让 SP 以个人和组内交流的形式认识自己所扮演的角色是很有意义的。针对不同的学习偏好（如视觉、听觉、运动感觉），提供各种体验性的、沉浸式的、互动的技巧方法培训，可以帮助 SP 更容易接受任务，并展示他们所要扮演的角色。还可以在评估前进行排练或模拟考试，让 SP 展示他们的准备情况 [3, 9, 10, 16, 17, 36, 37, 39, 41]。在这个阶段，尤其对于高利益相关性评估，也可以由临床医生来扮演一系列考生角色，来考察 SP 即兴表演和沟通的能力。评估准备量表能够作为精确的"诊断"工具，可以衡量 SP 表演的各个要素，形成建设性的反馈意见，并记录参加评估准备状况。对于仍未准备就绪的 SP，应制定明确且易于理解的应对措施（例如提供进一步的培训或进行人员替换）[16, 36, 41]。

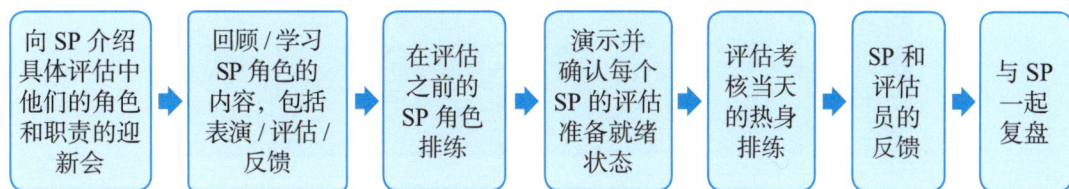

向 SP 介绍具体评估中他们的角色和职责的迎新会 → 回顾/学习 SP 角色的内容，包括表演/评估/反馈 → 在评估之前的 SP 角色排练 → 演示并确认每个 SP 的评估准备就绪状态 → 评估考核当天的热身排练 → SP 和评估员的反馈 → 与 SP 一起复盘

图 12.1　高利益相关性评估中的 SP 角色培训

第三阶段：课程监控

在开始评估前，应迅速向 SP 介绍相关情况，确保他们了解所需的配套条件。最后应再为 SP 与评估者提供一次排练的机会进行预热，以确保包括仪容在内的标准化（见图 12.2）[33, 41]。在整个评估过程中，通过签到、直接观察（视频、双向镜、室内）和第一时间关注错误等方式进行监控，以及时提供支持、调整和干预措施[10, 36, 37, 39]。在活动结束后，应立即对 SP 进行书面或口头复盘，以确保他们的健康，并针对相关考生及评估者提供有价值的反馈信息[1, 3, 10, 16, 18, 21, 37, 41]。

第四阶段：持续质量保证

一种常见的质量保证方法是对评估期间记录的实际互动进行后期评估和分析[2, 27, 36, 40, 41]。培训师、SP、质量保证人员（主考官 / 评估者）可以查阅这些记录，并评判其标准化程度。

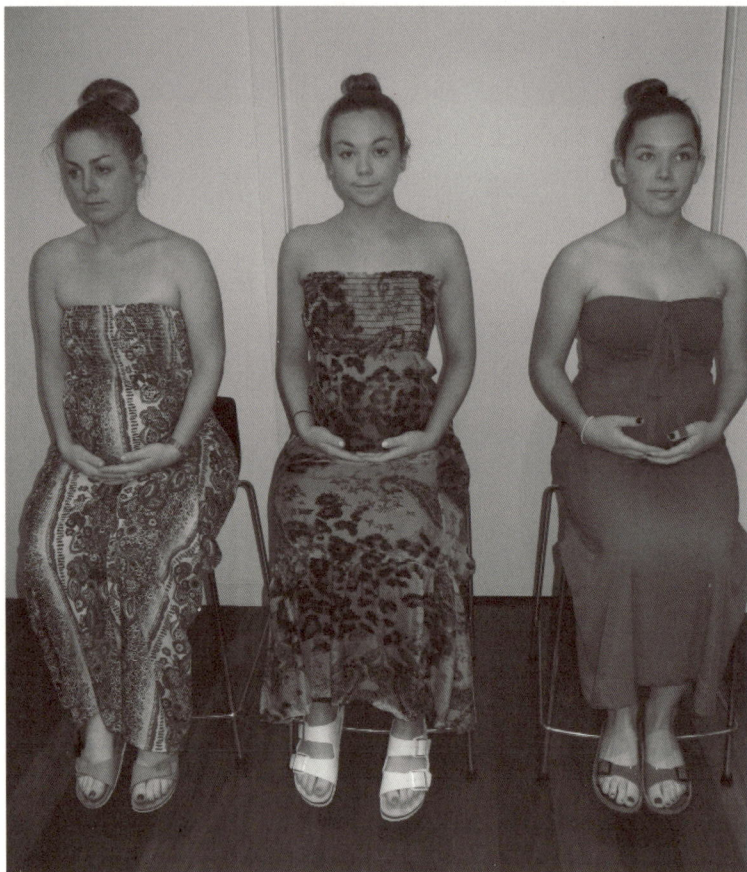

图 12.2　SP 外表的标准化

SP 作为评估者

在某些情况下，甚至高利益相关性评估中，SP 也可以进行评估工作并提供反馈。有证据支持，如果 SP 经过严格培训可以确保评估工作的一致性和准确性，且受到严格监督，那么他们可以进行评估和提供反馈 [2, 3, 7, 9, 10, 16, 27, 31, 32, 36, 39, 40, 46-48]。如果 SP 既要表演又要评估，那么他们接受培训的时间就会显著增加 [1, 3, 10, 16, 39]。SP 必须被培训如何观察、回想、解释和记录所观察到的事物，和（或）根据制定的方案提供反馈。手工或电脑输入的评分工具一般是下列一项或几项的组合，包括检查表、评分表、有不限字数的建议、对行为和总体印象的观察记录 [2, 3, 9, 10, 16, 28]。评估的标准需要有明确的基准和具体的锚点。我们推荐以同一角色评分的所有 SP 组织小组讨论，包括回放之前的视频，并以此来分析、讨论、比较，从而达成大家都认可的评分标准 [2, 3, 27]。

SP 评估的评分标准通常与病史采集、查体技能、沟通技巧以及口语水平相关 [32, 36, 49]。有证据表明，当使用评分工具时，SP 在这些领域的评分准确性与临床医生相似，尤其当 SP 仅作为观察者而不是扮演角色时，但是在反映临床推理和专业知识等更复杂情况时，SP 评估的效果可能较差 [7, 9, 27, 46, 48, 50-54]。

据报道，SP 评估的优点在于培训的适用性强、性价比高、培训简便、准确性高；而风险则在于存在错误可能性、鸽派 / 鹰派倾向、偏袒、粗心、对评分工具的误解、刻板印象、根据考生表现调整分数、个人偏见、对考生的怀疑、疲劳和事后回想时不准确等 [2, 3, 7, 10, 12, 16, 27, 32, 36, 39, 42, 46, 51, 54]。Newlin-Canzone 等发现，评估者和 SP 认知负荷增加，同时能影响 SP 准确回想细节的能力，尤其是与未预料到的方法相关的非言语行为，这些在培训中未被考虑 [17]。可能提高回顾效果的有效策略包括：帮助 SP 学习如何更细致地观察、如何在角色塑造中应对不同候选者（通过发展即兴创作等演技），提高对可能影响分数的潜在风险的意识，并采取质量保证措施（比如定期安排录像回顾或进修培训）等 [17, 27, 31, 40]。值得注意的是，发挥评估或反馈作用的 SP 不一定是从病人的角度，更像是临床工作者的代理人。因此，SP 评估或反馈的重点需要仔细考虑并明确界定。

◯ 小 结

SP 评估方法论受到所有参与者个人理解的高度影响，因此必须制定明确的、仔细谋划的、严格的训练策略，包括需要关注扮演风格、标准化程度及质量保证过程。许多研究性文章被发现存在文化偏见。有人呼吁测试要包含更多的复杂情境，包括人际行为（例如协作、冲突的解决）和高级操作技能（在混合模拟中），并创造评价团队表现的方法 [1, 5, 9, 38, 55]。还有人呼吁改变评估设计，包括在提高真实性的同时平衡标准化的需求，并创造机会超出心理测量和"生产"这些话语，作出更全面、更主观（定性）的判断，使 SP 方法论进一步发展[23, 29, 55, 56]。与 SP 培训师、SP 训练以及 SP 人物塑造的其他方面（包括文化影响）相关的研究，可以指导未来实践并提供更深入的见解[1, 3, 5, 57]。以 SP 为基础的表现性评估的应用范围正不扩大，尤其是在高利益相关性决策方面[58]。为 SP 培训师和 SP 创建相关教育课程、正式的实践标准，以及国际或国家的认证，将成为 SP 方法论进一步发展的重点。

参考文献

[1] Cleland TA, Abe K, Rethans JJ (2009) The use of simulated patients in medical education: AMEE Guide No 42.1. Medical Teacher, 31(6): 477-486.

[2] Yudkowsky R (2009) Performance tests. In: Downing S, Yudkowsky R (eds) Assessment in Health Professions Education: 217-243. New York: Routledge.

[3] Howley LD (2013) Standardized patients. In: Levine AI, DeMaria S, Schwartz AD, et al. (eds) The Comprehensive Textbook of Healthcare Simulation: 173-190. New York: Springer.

[4] Hodges BD (2007) A socio-historical study of the birth and adoption of the objective structured clinical examination (OSCE). Dissertation, University of Toronto.

[5] Nestel D, Burn CL, Pritchard SA, et al. (2011) The use of simulated patients in medicaleducation: Guide Supplement 42.1. Viewpoint. Medical Teacher, 33(12): 1027-1029.

[6] Nestel D, Kneebone R (2010) Perspective: authentic patient perspectives in simulations for procedural and surgical skills. Academic Medicine, 85(5): 889-893.

[7] Van der Vleuten CP, Swanson DB (1990) Assessment of clinical skills with standardized patients: state of the art. Teaching and Learning in Medicine, 2(2): 58-76.

[8] Vu NV, Barrows HS (1994) Use of standardized patients in clinical assessments: recent developments and measurement findings. Educational Researcher, 23(3): 23-30.

[9] Boulet JR, Smee SM, Dillon GF, et al. (2009) The use of standardized patient assessments for certification and licensure decisions. Simulation in Healthcare, 4(1): 35-42.

[10] Zabar S, Kachur E, Kalet A, et al. (2013) Objective Structured Clinical Examinations: 10 Steps to Planning and Implementing OSCEs and Other Standardized Patient Exercises. New York: Springer.

[11] Hodges B (2012) The shifting discourses of competence. In: Hodges B, Lingard L (eds) The Question of Competence: Reconsidering Medical Education in the Twenty-First Century: 14-41. Ithaca, NY: Cornell University Press.

[12] Barrows HS (1993) An overview of the uses of standardized patients for teaching and evaluating clinical skills. AAMC. Academic Medicine, 68(6): 443-451.

[13] Wallace P (1997) Following the threads of an innovation: the history of standardized patients in medical education. Caduceus, 13(2): 5-28.

[14] Millman J, Greene J (1993) The specification and development of tests of achievement and ability. In: Linn RF (ed.) Educational Measurement, 3rd edn: 335-366. New York: Macmillan.

[15] Norman GR, Tugwell P, Feightner JW (1982) A comparison of resident performance on real and simulated patients. Academic Medicine, 57(9): 708-715.

[16] Wallace P (2007) Coaching Standardized Patients: for Use in the Assessment of Clinical Competence. New York: Springer.

[17] Newlin-Canzone ET, Scerbo MW, Gliva-Mcconvey G, et al. (2013) The cognitive demands of standardized patients: understanding limitations in attention and working memory with the decoding of nonverbal behavior during improvisations. Simulation in Healthcare, 8(4): 207-214.

[18] McNaughton N, Tiberius R, Hodges B (1999) Effects of portraying psychologically and emotionally complex standardized patient roles. Teaching and Learning in Medicine, 11(3): 135-141.

[19] Nelles L (2011) My body, their story: performing medicine. Canadian Theatre Review, 146(1): 55-60.

[20] McNaughton NL (2012) A theoretical analysis of the field of human simulation and the role of emotion and affect in the work of standardized patients. Dissertation, University of Toronto.

[21] Wallace J, Rao R, Haslam R (2002) Simulated patients and objective structured clinical examinations: review of their use in medical education. Advances in Psychiatric Treatment, 8(5): 342-348.

[22] Adamo G (2003) Simulated and standardized patients in OSCEs: achievements and challenges 1992—2003. Medical Teacher, 25(3): 262-270.

[23] Boulet JR (2012) Using SP-based assessments to make valid inferences concerning student abilities: pitfalls and challenges. Medical Teacher, 34(9): 681-682.

[24] Vu NV, Barrows HS, Marcy ML, et al. (1992) Six years of comprehensive, clinical, performance-based assessment using standardized patients at the Southern Illinois University School of Medicine. Academic Medicine, 67(1): 42-50.

[25] Hodges B, Regehr G, Hanson M, et al. (1998) Validation of an objective structured

clinical examination in psychiatry. Academic Medicine, 73(8): 910-912.

[26] Boulet JR, De Champlain AF, McKinley DW (2003) Setting defensible performance standards on OSCEs and standardized patient examinations. Medical Teacher, 25(3): 245-249.

[27] Boulet JR, McKinley DW, Whelan GP, et al. (2003) Quality assurance methods for performance-based assessments. Advances in Health Sciences Education: Theory and Practice, 8(1): 27-47.

[28] Boulet JR, Swanson DB (2004) Psychometric challenges of using simulations for high-stakes assessment. In: Dunn W (ed.) Simulators in Critical Care Education and Beyond: 119-130. Des Plaines, IL: Society of Critical Care Medicine.

[29] Howley LD (2004) Performance assessment in medical education: where we've been and where we're going. Evaluation and the Health Professions, 27(3): 285-303.

[30] Quero Munoz L, O'Byrne C, Pugsley J, et al. (2005) Reliability, validity and generalizability of an objective structured clinical examination (OSCE) for assessment of entry-to-practice in pharmacy. Pharmacy Education, 5(1): 33-43.

[31] Tamblyn RM, Klass D, Schnabl G, et al. (1991) The accuracy of standardized patient presentation. Medical Education, 25(2): 100-109.

[32] Van Zanten M, Boulet JR, McKinley D (2007) Using standardized patients to assess the interpersonal skills of physicians: six years' experience with a high-stakes certification examination. Health Commununication, 22(3): 195-205.

[33] Tamblyn RM, Klass D, Schanbl G, et al. (1990) Factors associated with the accuracy of standardized patient presentation. Academic Medicine, 65(9): S55-S56.

[34] Beaulieu M, Rivard M, Hudon E, et al. (2003) Using standardized patients to measure professional performance of physicians. International Journal for Quality in Heath Care, 15(3): 251-259.

[35] Watson M, Norris P, Granas A (2006) A systematic review of the use of simulated patients and pharmacy practice research. International Journal of Pharmacy Practice, 14(2): 83-93.

[36] Furman GE (2008) The role of standardized patient and trainer training in quality assurance for a high-stakes clinical skills examination. Kaohsiung Journal of Medical Sciences, 24(12): 651-655.

[37] King AM, Perkowski-Rogers LC, Pohl HS (1994) Planning standardized patient programs: case development, patient training and costs. Teaching and Learning in Medicine, 6(1): 6-14.

[38] Smee S (2003) ABC of learning and teaching in medicine: skill based assessment. BMJ, 326(7391): 703-706.

[39] May W (2008) Training standardized patients for a high-stakes clinical performance examination in the California Consortium for the Assessment of Clinical Competence. Kaohsiung Journal of Medical Sciences, 24(12): 640-645.

[40] Furman GE, Smee S, Wilson C (2010) Quality assurance best practices for simulation-based examinations. Simulation in Healthcare, 5(4): 226-231.

[41] Smith C (2012) SPs in Assessment (Module 7). www.vspn.edu.au (acsessed 13 September 2013).

[42] Vu NV, Steward DE, Marcy M (1987) An assessment of the consistency and accuracy of standardized patients' simulations. Journal of Medical Education, 62(12): 1000-1002.

[43] Ericsson KA, Krampe RT, Tesch-Römer C (1993) The role of deliberate practice in the acquisition of expert performance. Psychological Review, 100(3): 363-406.

[44] Wayne DB, Butter J, Siddall VJ, et al. (2006) Mastery learning of advanced cardiac life support skills by internal medicine residents using simulation technology and deliberate practice. Journal of General Internal Medicine, 21(3): 251-256.

[45] Kneebone RL (2009) Practice, rehearsal and performance: an approach for simulation-based surgical and procedure training. JAMA, 302(12): 1336-1338.

[46] Tamblyn RM, Klass D, Schnabl GK, et al. (1991) Sources of unreliability and bias in standardized-patient rating. Teaching and Learning in Medicine, 3(2): 74-85.

[47] Boulet IR, McKinley DW, Norcini I, et al. (2002) Assessing the comparability of standardized patient and physician evaluations of clinical skills. Advances in Health Sciences Education: Theory and Practice, 7(2): 85-97.

[48] Vu N, Barrows H (1994) Use of standardized patients in clinical assessments: recent developments and measurement findings. Educational Researcher, 23(3): 23-50.

[49] Swanson DB, Norman GR, Linn RL (1995) Performance-based assessment: lessons from the health professions. Educatioal Researcher, 24(5): 5-11.

[50] Petrusa ER (2002) Clinical performance assessments. In: Norman G, Vleuten CM, Newble D, et al. (eds) International Handbook of Research in Medical Education: 673-709. Dordrecht: Springer.

[51] Vu NV, Marcy M, Colliver J, et al. (1992) Standardized (simulated) patients' accuracy in recording clinical performance check-list items. Medical Education, 26(2): 99-104.

[52] Colliver J, Williams R (1993) Technical issues: test application. AAMC. Academic Medicine, 68(6): 454-460.

[53] Quero-MunozL, O'Byrne C, Pugsley J (2008) Impact of scoring method and examiner type on scores and outcomes in a national high-stakes pharmacy OSCE. Presented at the Ottawa Conference, 5-8 March 2008, Melbourne.

[54] Turner IL, Dankoski ME (2008) Obiective structured clinical exams: a critical review. Family Medicine, 40(8): 574-578.

[55] Hodges B (2013) Assessment in the post-psychometric era: learning to love the subjective and collective. Medical Teacher, 35(7): 564-568.

[56] Schuwirth L, Ash J (2013) Assessing tomorrow's learners: in competency-based education only a radically different holistic method of assessment will work. Six things we could forget. Medical Teacher, 35(7): 555-559.

[57] Howley L, Szauter K, Perkowski L, et al. (2008) Quality of standardized patient research reports in the medical education literature: review and recommendations. Medical Education, 42(4): 350-358.

[58] McGaghie WC, Issenberg SB, Petrusa ER, et al. (2010) A critical review of simulation-based medical education research: 2003-2009. Medical Education, 44(1): 50-63.

第13章 标准化病人项目管理

作者：*Tanya Tierney, Elaine E Gill, Pamela J Harvey*

▶▶ 关键信息

- 根据组织的需要合理设计 SP 项目。
- 严格招募与筛选以确保匹配合适的 SP。
- SP 持续专业化是维持高质量水平的重要因素。
- 一般情境和特定情境的培训可以使 SP 满足需求，定期的反馈可以促进 SP 实现个体化发展。
- 注重管理的细节可以避免记录保存、沟通交流及薪酬待遇方面出现问题。

✎ 概　要

本章主要探讨 SP 项目发展与管理的细节，阐述 SP 项目的一些重要环节，以及招募与筛选 SP 的各种方法。本章还概述了一些配套方面的要求，包括数据库的选择、通信方式以及影响薪酬支付的因素。本章从管理的角度阐述了 SP 项目培训及质控的关键点。

💬 引　言

SP 是教育团队的重要组成部分，加强对 SP 的支持可以提升团队的整体实力。从管理角度来看，行政支持包括透明且合理的招募、筛选以及培训过程，维护数据库，以及在质量保障框架内开展工作。对此，我们还探讨了这项工作对行政人员的要求，以及将招募与筛选工作外包给 SP 中介的可能性，其中有些是简单易行的，可以直接受益于行政人员和财务人员的建议，不会有太大的困难。值得一提的是，许多 SP 既有才能又富有想象力，同时也与当地的社区联系紧密，他们在整个教育项目中发挥着很大的促进作用。

在有些国家，SP 的工作作为一种职业，正在逐渐兴起，比如在美国，一些 SP 可以定期工作来谋生。而在有些国家并没有正规的 SP 职业机构，SP 仅作为一项业余工作，他们只是偶尔接受任务。如果 SP 的工作机制趋于完善，那么培训和实践的水平也会趋于稳定。本章从 SP 管理的多种传统模式中提取优秀的实践案例，并阐述这些案例的管理方法。

新项目的制定

SP 项目的制订似乎具有很大的挑战性，首先需要回答几个关键问题，这些问题包括：

● 从零开始，能够获得现有机构多大程度的制度、参与度以及资金支持？

如果机构不了解教育团队中有 SP 的益处，那么需要向机构提供教学上的证据。项目建议书大纲不能仅列出笼统的需求，而需要概括出整个计划，包括目标、行政和管理成本以及预期的成果，这样有助于展开讨论[1]。

● 为什么需要 SP 项目？

例如，关于课程活动或评估的特殊要求会影响整个项目的开展。

● SP 项目的愿景是什么？

这可能与机构的直接需求不同，它要求从更广阔的角度思考问题，采用"蓝天"方法，可以确保项目不单纯受考试等行政要求的驱动，而是以创新的方式改善学习环境或支持研究计划。目的不单是考试，而是大胆创新地改善学习环境，争取研究的主动权。

● 当地是否有现成的 SP 社区？

如果有几个机构离得比较近，那么合作对机构和 SP 本身都有好处。探索合作对于 SP 项目管理的各个方面都非常有价值。

SP 招募和筛选

总体来说，SP 招募主要有两种途径——从社区（非专业演员）或从受过培训的演员中招募。有时，也会需要卫生专业人员，尤其在他们接受过 SP 培训并且也是项目中的教员时。SP 招募取决于 SP 需要完成的工作和角色的复杂性。在策划招募工作时，厘清对 SP 的要求，可以更有策略地开展广告宣传工作。如果附近有 SP 社区，那么广告宣传会更简单、易行。附近的机构（如医院和高等院校）可以帮忙联系为他们工作的 SP，这也有助于以后的合作。

如果 SP 项目需要社区的非专业人士（没有经验），那么可以到病人团体或慈善组织（如 Rotary、Lions 及 YMCA 等）进行招募。这样的组织大多需要寻找演讲嘉宾，因此可以将医学生的培训作为演讲主题。社区成员之所以成为 SP，往往是因为这样他们感觉自己参与并辅助了专业人员的培训及发展工作。然而，SP招募计划必须谨慎执行，并考虑SP的积极性，以免利用会议的机会集中讨论负面就诊经历。需要强调的是，即使再简单的SP角色也有一定的决策权[2]，这取决于学员问什么问题，以及他们在各个情境中的表现，因此对所有的SP都要认真培训。

例如，对于复杂的角色有很多讨论，即SP是否需要有正式的表演背景（演员出身），这取决于SP将参与的表演类型。例如，如果是一个很情绪化的角色，那么对SP演技的要求就比较高。同样，如果SP需要表演不同类型的角色、能够快速入戏和出戏、根据指示切换情境中表演，那么学过表演也是有益的。如果招募的是演员，那么到剧院、表演学校或高校的戏剧系进行招募。

招募时，SP角色的人口统计学资料也是很重要的。如对该SP角色是否有性别、年龄或种族的特殊要求。在SP项目中，经常会出现某个少数团体的SP或者年轻的SP代表人数不足的情况，所以需要预先设计SP的人口统计学标准。扩大SP的种类，可以使所招募的SP在性别、年龄、体重等方面满足更多情境的需求，从而增强模拟的效果[3]。

需要SP的医学院校大多会有专门的网站并列出SP需要做什么以及如何申请SP，这也是宣传的主要途径。设置常见问答页面（frequently asked questions, FAQ）也是有效的方法之一。同时，设置可直接跳转到申请表页面的快速链接，可以简化申请流程。这个申请表可以是可供下载的PDF或者Word文档，也可以是在线的表格，可直接在线填写数据。在设计申请表时，需要考虑申请表包含哪些信息，如人口统计学数据等，这将有助于将SP分配到合适的特定情境中。此外，申请表还需要包含隐私声明和SP信息的存储地点。有些机构会在分发这些申请表格前要求其法律团队进行审查。申请表范例见表13.1。

SP招募后要进行筛选，因为不是所有的申请者都适合。而筛选过程受很多因素的影响，如报名人数多，则选择面大，在筛选过程中要再次考虑项目的需求。例如，如果要求SP给予口头详细反馈，那么SP提供反馈的能力就要作为考核指标之一。

如果在同一时间招募了很多人，那么分组面试要比一对一面试更高效。分组面试可以先从介绍项目和需要的素质开始，之后可以安排情境表演并给予反馈。需要说明的是，分组面试的人越多，则从每个人身上了解到的信息就越少。当然，增加培训师可以减小由人多造成的影响。在完成初始培训后，可以决定是否让每位申请者都参加该项目，也有些申请者在更加深入了解项目的内容后，可能会选择退出。

表 13.1　SP 申请表（样表）

个人简介：	
全名（标注姓氏）： 常用名：	家庭住址 / 邮寄地址：
性别：　　　　种族：	固定电话：　　　　手机：
国籍：　　　　出生地：	电子邮箱：
出生日期：	紧急联系人 & 联系方式：
生理特征（请描述身上有无瘢痕、穿孔、文身以及其他特征）：	
身高（m）：　　　体重（kg）：	角色年龄范围：
语言精通程度（优秀、良、一般、差） 口语： 书面：	
病史（告诉我们您的任何病症或过去的病史，这些病症或病史可能与您的 SP 工作有关）：	

续

在表演、角色塑造、SP 工作方面的相关经历：
其他与 SP 工作相关的特长（比如教学、手语等）：
对 SP 工作感兴趣的原因（简短描述）：
您是否愿意参加体格检查（是 / 否）（可在下面做详细阐述）：
您在哪里听说这个 SP 项目？

注：交这张表时附两张照片（一张全照，一张证件照）。

SP 数据库

条理清晰、维护良好的 SP 数据库对于有效管理 SP 项目是至关重要的。在 SP 数据库选择上有三点要求：①要清楚录入数据库的信息有哪些。对于 SP 来说，其申请表信息、初始面试或试演可以提供很多资料和信息。②要考虑到可用的资金和资源，例如行政支持。预算需要包括维持数据库的资金，很多组织会对其名单上的 SP 进行年度审核。③可以考虑建设一个自动化系统，这样 SP 可以更新自己的信息或者收到系统自动生成的提醒邮件和账单。

有很多软件可用于建设 SP 数据库，最简单的（也是最常用的）是电子表格软件包（spreadsheet software package）。虽然它可以很好地保存通讯录信息以及人口统计学资料，但有些格式会被限制，比如它无法保存照片。有时，需要保存 SP 活动的记录，例如教学培训、客观结构化临床考核、情境表演、学员面对面等。一些机构会根据自己的需求创建自己的数据库，这比较适用于覆盖多区域的大型 SP 项目。当然，可以链接到 SP 视频的数据库软件也可能购买到。

通用模拟管理软件解决方案可能会包括 SP 数据库，这些软件通常是大型模拟软件包，这样就能满足模拟过程中记录和回顾的需求（SP 和模型），并且能够管理相关的数据。这些软件将 SP 资料作为模拟"库存项目"，所以 SP 数据库只是软件包的一小部分。但是，对于小型 SP 项目来说，这种具有广泛功能的大型软件包性价比不高。

培训和质量保证

对于 SP 项目整体来说，培训可以是通用型的；而对于某个角色来说，培训又可以是个性化的。如果能向 SP 充分介绍整个医学专业培训课程的目标，并让他们了解自己在"全局"中的作用，将有助于他们理解自己的角色，这可以作为整个培训的起点。培训时应该强调 SP 需要达到的专业标准，例如守时、守诺，以及与其他 SP 同事沟通交流的能力；也要告知其作为一名雇员应享有的权利。将 SP 培训看作是一种职业发展的形式有利于 SP 项目的推进。如果 SP 同时在另一个 SP 项目中兼职或者同时承担多个部门的任务，如企业角色的扮演，那么培训也会有利于他们在其他任务中的表现。同理，他们在其他项目中接受的培训也会有利于他们在该项目中的表现。

在对 SP 进行培训时，应该考虑到每位 SP 的背景。例如，当 SP 与专业演员合作时，就不用将培训重点放在 SP 的表演上。如果需要 SP 给予反馈，那么在通用训练中，对全面的反馈技巧的培训尤为重要[4]。即使是接受过培训的演员，也未必能够有很好的反馈能力。在对 SP 进行反馈能力培训时，应该注意以下三个方面的训练：①如何表现角色及角色附加的健康问题；②观察并记录学员的反应以及交流过程中的行为举止；③以对学员有效的方式反馈。为使培训效果最大化，我们建议培训内容应该尽可能包括 SP 对学员的反馈（详见第 10 章）。

　　大多数 SP 也会接受与特定任务相关的培训，如果期望在高利益相关性评估中展示标准化的表演，这种培训显得尤为重要[5]。SP 培训和 SP 评估的有关内容详见第 9 章和第 12 章。

　　对 SP 培训师和协助者的培训教育是一项很重要的工作，也是一项劳动密集型工作。对此已经有一些课程，但是通常每个项目需要制定自己的 SP 培训师和协助者的培训课程，这在项目设计阶段就需要考虑到，并且要考虑所需经费。关于 SP 培训师及协助者的培训课程设置，可以从一些机构中找到有用的资源[6]。如要快速启动一个新的项目并招募人员时，需要先培训相对较多的 SP。但与招募面试时一样，需要注意 SP 培训师与 SP 的比例。

　　SP 表演的质量控制环节经常会出现各种问题，并且在整个 SP 项目中常被忽视。表现欠佳的 SP 通常可以通过非正式反馈识别出来，并且一经识别就会在未充分沟通的情况下从 SP 项目中剔除。也就是说，SP 一旦被发现表现不佳，就很难再接到新的任务。这种情况较易发生，因为一个 SP 在同一时间通常只接受一个任务。然而，作为教育工作者，我们强调反馈对学员的重要性，并将其作为他们职业发展的一部分。因此，我们应该让 SP 主动去获得关于他们表演的反馈评价[1]。通过这种方式，当作为质量保证的一部分时，对 SP 进行观察或者当 SP 培训师向他们提出反馈意见时，SP 就不会觉得惊讶。项目人员、SP 培训师和 SP，都应该熟知评价表演的指标以及这些指标的评价方法。以下问题值得重视：

- 是否会对他们的表演进行具体观察？其他人（如 SP 培训师或者学员）会不会作出持续性反馈？
- SP 是否受到远程观察（如控制室）？观察者是否需要出现在现场？
- 是通过评估 SP 表现的特定工具 / 表格来进行反馈（见表 13.2），还是纯粹地通过评语进行反馈 / 评估？
- 如何根据反馈更好地设置目标？
- 哪些行为会导致某个 SP 中止表演？如何与 SP 沟通这一问题？

　　SP 的可及性也决定了表演的标准。如果 SP 招募超额，那么项目可选择的范围更大。质量保证审查也可能是在数据库中记录特定 SP 最适合角色的有效方法。

表 13.2 关于 SP 表演的评分量表

SP 姓名：　　　　　　角色：　　　　　　　　学生：						
类别	极差	差	一般	良	优秀	极优秀
对学生行为的反应	0	1	2	3	4	5
提供信息的准确性	0	1	2	3	4	5
非语言行为的准确性	0	1	2	3	4	5
总体角色塑造的逼真程度	0	1	2	3	4	5
适当积极的反馈	0	1	2	3	4	5
适当启发式的反馈	0	1	2	3	4	5
反馈的措辞与针对性	0	1	2	3	4	5
口头反馈的质量	0	1	2	3	4	5
适当的李克特量表式反馈	0	1	2	3	4	5
适当的书面评论	0	1	2	3	4	5

做得好的地方：

改善建议：

其他评价：

与 SP 沟通

与 SP 的沟通同时取决于 SP 及总体项目的需求。邮件是有效的沟通方式，但有些人无法使用，此时需要提供替代方法，如电话。短信提醒也很方便，可以作为邮件提醒的替代方法。

沟通交流有助于维系与 SP 的联系，例如在任务完成之后发一封邮件表示感谢或对表现进行反馈。如果不经常参与活动的 SP 人数较多，那么可以考虑用多种方式进行交流。总的来说，定期的电子通信可以使他们感觉始终与组织保持联系，并且能够获得有关组织的最新讯息。年终庆则是对他们工作表示感谢的另一种方式，并且通过此方式能确定他们是否愿意继续参加后续的活动。

支付与薪资模式

SP 的薪酬受机构政策和相关劳动法的影响。每个项目具体的薪酬支付方式也不尽相同 [7]。在一些机构中，SP 作为临时雇员，是按照小时或节数以一定的奖金费率来支付薪酬的。有些机构则与 SP 签订合同，按照固定的、兼职的标准来支付薪酬。薪酬支付是一个比较复杂的问题，需要与人力资源和财务部门协商。以下这些问题需要考虑：

- 需要签署合同或者正式的书面文件吗？
- SP 是否需要代缴税或者支付其他额外费用吗？
- SP 需要做哪些纳税申报？
- 会给 SP 提供什么样的工作条件，比方说每小时受保护的休息时间？
- 有哪些年假补贴或者等值的额外工资？

对于新 SP，出台有关报销的文件是很有用的。文件资料、账户和薪酬标准都应该公开透明，以此来保护项目、机构和 SP。及时付款总是值得赞赏的。

SP 薪酬的制定是 SP 项目中很重要的一项工作。如果当地已经有工资标准，则可以作为参考，但是也要考虑固定薪酬是否会令人满意，是否需要根据不同的任务来制定不同的薪酬水平。有些机构会给那些需要更高技巧的任务的表演者支付更高的薪酬。例如：

- 高度情绪化的情境。
- 扮演精神疾病病人。
- 制作教学电影中涉及的角色。

一些机构会对以下情况支付不同的薪酬：

- 查体任务：对于需要利用相对精湛的演技来表现体征的角色，薪酬会相对较高；而"无声角色"的薪酬会较低。
- 教学、评估或者科研任务。

- 给学员提供反馈。
- 表演质量，如角色扮演的真实性、扮演高难度角色的能力或者反馈的质量。

分级薪酬制度的一大优点在于提高了质量保证过程的认同度，因为确实可以从优秀的表演中获益。制定清晰的薪酬支付标准有助于确保透明度并且避免了可能的冲突。

有些 SP 项目需要志愿者参与。人们因为各种原因参与 SP 项目，许多很成功的项目都有志愿者参与。SP 志愿者与有薪酬的 SP 一样，要能很好地理解项目，并且为了确保质量，同样要接受筛选和培训。也可以通过薪酬之外的方式来体现对志愿者投入的重视，例如支付路费、提供餐饮或者发感谢信等。学生们签名的感谢信能够提高志愿者对其劳动付出的价值感。

SP 项目的人员规模

SP 项目的规模各不相同。有些项目很小，一个人就可以协调处理相关事务；有些项目很大，需要几个专职人员。不同机构对角色数量的需求也不同。关于人员配备，需要考虑以下几个问题：

- 是否需要专门的人员来管理 SP 项目？
- 一人可以身兼数职吗？（例如 OSCE 管理员与交流技巧老师）
- 根据项目的规模需要多少工作人员？
- 是由教员、临床医生或者 SP 来担任 SP 培训师吗？
- 需要专门的 SP 培训师吗？

现在还有许多 SP 中介机构，因此也可以选择将 SP 项目中的一些工作外包给这些中介机构。如果与 SP 中介机构合作，那么招募、培训、薪酬支付的效率会得到提高，从而减少人员的数量和工作量，而且如果 SP 有不适也会有替补。尽管其每个环节的支出会增多，但是因为项目本身人员的减少而抵消。与这些中介机构合作时，需要提前做好沟通，让他们明白 SP 项目的需求，从而确保匹配到适合的 SP。而与中介机构合作的不足体现在：不能很好地管控培训、筛选及与 SP 建立关系。

小 结

建立和维持一个 SP 项目需要考虑周全。需要明确 SP 项目的目的和 SP 的业务范围，了解现有机构的支持和资助。针对目标人群进行有效宣传、严格筛选和初始培训是建立 SP 团队的良好开端。明晰的条款和协议、与培训同步的管理和质量监控，可以保证整个过程的高标准进行，也可以使 SP 项目始终符合项目的教育目标。

[1] Ker JS, Dowie A, Dowell J, et al. (2005) Twelve tips for developing and maintaning a simulated patient bank. Medical Teacher, 27(10): 4-9.

[2] Harvey P, Radomski N (2011) Performance pressure: simulated patients and high-stakes examinations in a regional clinical school. Australian Journal of Rural Health, 19(6): 284-289.

[3] Cleland JA, Abe K, Rethans J (2009) The use of simulated patients in medical education: AMEE Guide No 42. Medical Teacher, 31(6): 477-486.

[4] Bokken L, Linssen T, Scherpbier A, et al. (2009) Feedback by simulated patients in undergraduate medical education: a systematic review of the literature. Medical Education, 43(3): 202-210.

[5] Adamo G (2003) Simulated and standardized patients in OSCEs: achievements and challenges 1992—2003. Medical Teacher, 25(3): 262-270.

[6] Monash University (2014) Teaching Resources. http://www.med.monash.edu.au/srh/learning-teaching/resources.html (accessed 7 July 2014).

[7] Nestel D, Tabak D, Tierney T, et al. (2011) Key challenges in simulated patient programs: an international comparative case study. BMC Medical Education, 11: 69.

第四部分

案例研究：医疗卫生行业的创新

第14章 参与模拟的真实病人

作者：*Rosamund Snow*

概 要

在标准化模拟中有个假设是，真实病人会与医学教育者和演员选择相同的教学和回应方式。但事实常并非如此，特别是在接触长期患慢性疾病或者疾病不可治愈的病人时，因为这时大多数医疗照顾工作是由病人自己完成的。在"病人主导的模拟情境"中，这个假设受到更大的挑战。1型糖尿病病人设计、编写和提交了一系列成功的模拟情境，并由他们来引导反馈。病人教育工作者通常会优先考虑选择不同的课程，包括强调以下学习内容：如何在沟通与技巧之间来回切换，作为医疗团队的一部分与病人互动的必要性，以及在处理模棱两可情况时的应变能力等。学员在反馈中称赞这种病人主导的模式比标准化模拟更贴近现实生活。

合理性

现代模拟教学在环境设置和学生体验方面创造了非常真实的情境，但是通常缺少真实病人。

在没有真实病人参与时，有两个主要假设：第一，演员和向他们介绍情况的教育者能真正地模拟病人——他们知道真实病人在给定的情境中如何反应；第二，医护人员设定的学习结果是最适合这种情境的——真实病人想让学生学习这些内容。

在发生率呈上升趋势的慢性疾病中，这尤为重要。对慢性疾病病人的照护，与传统意义上的病人 - 医生照护不同，现代医生或护士越来越需要一套以慢性疾病管理而非急性病治疗为导向的技能[1]。人们认为，大部分 SP 和模拟教学工作者在日常生活中会有作为病人与医疗专业人员互动的个人经验，并在创建模拟情境时会把这些经验加入其中。然而，长期患病与一次性诊疗过程有着本质上的不同。不能被治愈而只能被控制的疾病，除有与医疗服务终生互动的可能性外，还会给病人带来特定的心理问题。与传统的急性病人相比，与慢性疾病相关的医疗照护大多由患有该疾病的非专业人士完成。作为日常生活的一部分，他们可能比专业人士更知道如何控制自己的病情[2]。

在医疗保健教育中，病人的故事、抱怨和经历经常被用于不同的情境，尤其用于教授沟通技能方面，但病人自己的声音仍然需要通过医生过滤后才能发出[3]。尽管已经有尝试让病人参与情境设计、学习目标设定和提供反馈，但这种情况仍然很少见。真实病人优先考虑的事情与 SP 假设的有明显差异[4, 5]。

以下这个案例研究是利用临床医生与慢性疾病病人之间的合作进行的，其中病人起到了推动项目发展的关键作用。我本人作为一名慢性疾病病人，得到了医疗和管理团队的支持，并与由一群病人组成的顾问小组共同创建了一个教育干预项目。这个项目完全基于慢性疾病病人的需求和选择，让学员通过学习产生实际结果。模拟情境和学习要点的构思、设计、交付、编写和评估，病人发挥了主要的作用，而临床医生的干预程度则被最小化。

情境示例

背景

该项目在伦敦的圣托马斯医院的模拟和互动学习中心（Simulation and Interactive Learning Centre，SAIL）进行（详见 http://www.guysandstthomas.nhs.uk/education-and-training/sail/simulation-and-interactive-learning-centre.aspx.）。该学习中心具备高度仿真的能力，为各学科执业资格认证前后的医务人员提供定期培训，确保学员能够在多床位模拟病房和初级保健等各种情境设置中与 SP 和模拟人共同学习。这些学员有机会一起合作解决预设情境中的问题，然后与他们的同伴和模拟教学工作者一起分享对体验的反馈及反思。该项目概况如表 14.1 所示。

表 14.1　项目概况

总体目标	在模拟情境中为医疗保健从业人员提供真正由病人主导的学习成果
学习目标	1. 了解良好或糟糕的交流对病人的长期影响，学习如何根据病人情况调整沟通方式。 2. 练习将良好的临床技能与交流能力结合，而不是做一个、不做另一个。 3. 思考在模棱两可的情况下，尤其是预设方案不合适时，如何做。 4. 作为医疗团队的一员，学习与慢性疾病病人并肩作战。 5. 探索在照护比医疗保健专业人员具有更多特定疾病知识的病人时，如何管理固有的情绪和应对挑战
目标参与者	适用于所有的医护专业人员、医学生、住专培生。每个模拟情境每次有两名学员参与练习，最多 10 名学员观察并积极参与复盘和反馈
情境	专用模拟中心的急诊病房
项目 / 课程长度	以 2～3 个病人主导式的情境通常与另外 2～3 个临床医生主导式的情境相结合，以提供一整天的培训（总共 5 节课）
教员	1～2 个有多年经验的医学教师，3 个初始没有经验的病人教师

续

模拟器	采取由真实病人担任 SP 或 SP+ 人体模型（病人向 SP 介绍情况，人体模型由病人配音）的混合模式
能提供的流畅性	尽管病人主导式的情境也可以没有病人参与，但是事实证明真实病人参与的复盘是大有益处的。因此，这取决于病人的可及性

创建病人主导式的模拟

病人主导式的模拟项目与普通模拟项目使用的设备和形式相同，但准备工作与普通模拟项目的标准流程有几方面的不同。其不需要临床医师收集和说明病人病史。相反，作为 1 型糖尿病病人，我从糖尿病互联网社区招募了另外 15 名 1 型糖尿病病人组成咨询小组，并以加起来足足有 400 年的慢性疾病经历为基础，一起讨论我们希望学员学到的内容，并且对希望学到的内容进行优先级排序。我们中有三个人和该中心模拟学专家合作，将这些转化为可在 SAIL 急诊室病房中运用的可行情境，然后担任病人教育工作者。作为病人教育工作者，我们监督学习过程并指导参与情况。我们指导 SP，使用我们自己的声音为模拟人配音，或者在有些情境中我们自己也充当 SP。在指导其他 SP 时，我们会根据自己的亲身经历描述身体、情感上的感受，从而创造更精准的模拟情境。因为 SP 的模特始终戴着耳机，所以当情境展开时，我们能指导他们作出反应。而且这样做还有一个优势就是能在学员与真实病人之间建立有效的情绪缓冲带。观看 SP 表演压抑或者令人不安的情况，比试图重新经历它要轻松得多。

医学教育工作者为我们提供行政支持，为我们解释医学术语和操作流程，并就教学技巧提供建议。由于医学教育工作者在开展模拟培训方面有非常丰富的经验，所以首先由他们主持结构化反馈环节，同时征求我们这些病人参与者的观点；然后，在病人教育工作者拥有足够的自信后，医学教育工作者就退居幕后，由病人教育工作者来主导模拟后的反馈环节。作为 SAIL 中心全天培训的一部分，病人主导式的情境模拟和医师主导式的情境模拟穿插进行。培训采用标准化评价表，其中包括有关培训体验的封闭性问题和开放性问题，以收集学员的反馈意见；参加培训的学员既有取得执业资格证书前的医护人员，也有取得执业资格证书后的来自不同学科的医护人员。框 14.1 所示为一个情境示例。

框 14.1　病人主导式情境示例

情境：低血糖并发症

摘要：病人由演员扮演，并由病人教育工作者向其介绍情况。病人是一名成年男性，下肢骨折，正在等待专科医生的检查，因此在可能需要手术的情况下不能口服药物。病人有糖尿病，每天需要注射两支胰岛素注射液，这意味着如果不在规定时间内进食，其血糖就会降到危险水平。随着血糖下降，该病人变得越来越有攻击性且偏执，拒绝静脉注射葡萄糖。

续

病人主导式的学习成果

1. 探索实用主义与规则之间的界限。
2. 考虑日常管理决策权不在病人手中对病人的影响。
3. 学习作为医疗团队的一员，如何与慢性疾病病人合作。

病人角色

情境

现在是星期二中午 12:00，你早早起床去一个新的建筑工地工作，结果发生意外，你从一个不是很高的脚手架上跌落，右脚严重受伤。早上 9:00，你被送到医院急诊室，很快做了一个 X 线检查，医生告诉你右脚骨折，需要再做一个 CT 检查。

你从 5 岁起就患有 1 型糖尿病，每天需要注射两针胰岛素（优泌林 S 和优泌林 I 混合在一起）。你需要在早上 6:30 左右注射一针，在下午下班后回到家中 5:30 左右再注射一针。

你已经等了 2.5 小时，很快就要到平时吃午饭的时间，你知道如果不尽快吃午饭，你很快就会发生低血糖。

可能的诊断

低血糖

病人表演说明

起初，你只是询问能否吃点午饭，或者是否很快就可以离开。

后来你意识到吃饭有点来不及了，于是你问医生要不要拿外套，因为外套里放着糖和零食。

你不能提到"低血糖"这个词。你坚持说："我需要吃午饭。"当你开始感到恶心和刺痛时，你说："我现在嘴唇和双手有点刺痛，我告诉你了，我现在需要吃饭。"

你变得越来越焦虑，有攻击性和疑神疑鬼性。几分钟之后，你说你感觉出汗了。

如果有人试图给你静脉输入葡萄糖溶液或者注射胰高血糖素，你会变得非常愤怒——你不相信他们给你注入的药物。你愤怒地说："为什么不能给我糖，我又不是植物人，我能照顾好我自己。"

如果学员把糖块给你吃或者把外套给你，你很快就变得不那么愤怒了。2～3 分钟后，你变得安静和平和。再过 5 分钟，你开始有歉意。

但是如果学员不处理你的低血糖，你就会丧失意识。

在这个情况下，扮演病人的教师会向你介绍与低血糖相关的症状和情绪。

评论

根据咨询小组的经历，一个反复出现的主题是，当病人的自我管理被医院的规章无视，产生严重的意外后果时，他们会感到沮丧和恐惧。这个情境有意将学生放到医院管理流程崩坏的一个尴尬境地（没有人与病人讨论或者计划如何在午餐时间管理他的血糖）；而与此同时，务实的应对措施（给病人提供他所要求的功能饮料）意味着学生必须"打破常规"，违反了住院医生"零口服"的命令。病人教育工作者还希望强调的是，听取慢性疾病病人提供的专业意见也很重要，因为病人一开始就非常清楚地警告了"零口服"措施的后果；此外，模拟的目的还想让学员考虑病人无法获得在医院外通常由他自己全权负责的药物（包括食品）而焦虑的原因。尽管这个情境很容易模拟，但对学生来说却是最难处理的，因此在复盘时引发了激烈的讨论。

在评价中我们发现，学员对病人主导式模拟的几个关键方面表现出了热情，特别是不确定性因素使得情境比已有首选行动方案的情境"更真实"。学员非常高兴有机会在反馈环节与病人教育工作者交流，并指出当天的关键学习要点就来自这种交流。病人教育工作者认为这个项目是积极的，与我们经历过的其他病人参与项目不同，我们感觉到自己真正被倾听了。然而，对于我们中的一些来说，尤其是那些作为 SP 或为模拟人配音的病人来说，重现与我们自己生活相对应的情境所带来的情感伤害出乎意料地高。作为无偿志愿者，我们还承担着请假工作和学习的时间及经济成本，这种情况不可能无限期地持续。

关键信息

病人教育工作者在优先事项的设定上与医学教育工作者有质的不同。临床医生主导的成果强调的是清晰的交流、交接技巧、医护人员之间的团队合作、知道寻求帮助时机的重要性，以及特定协议和途径的使用。病人主导式情境的成果不仅强调教会学员如何沟通，还注重教会学员如何在沟通和技术技能之间来回切换，强调包括病人在内的团队合作，以及知道如何处理没有明确路径的模糊情境。

经验总结

• **做**：一定让病人设定学习成果；他们优先考虑和强调的内容可能会令你惊讶，但能够创造出更好的教学环境。

不做：除非你已经准备好倾听病人的意见，否则不要要求病人提供帮助，因为你假设的东西可能会受到挑战。

• **做**：一定找非专业人士，最好是病人，让他收集其他病人的回答，并且将这些东西转化成可行的学习成果。

不做：切勿为了达到预先存在的一套学习成果，而通过临床医生过滤病人的建议。

• **做**：一定要考虑如果你不同意病人主导式情境的学习成果，会如何处理。例如，在反馈环节提出问题，以便学员们意识到医学世界观与病人世界观的冲突所在，并讨论在实践中如何处理。

不做：切勿因为与医院的规定或者教科书内容不符就放弃病人主导式学习。

• **做**：一定要事先给病人教育工作者留出时间，让他们讨论如何在复盘中将自己的经历和情绪转化为对学员有建设性意义的学习内容。

不做：切勿忽视或让这些曾经因医疗经历而不安和愤怒的病人沉默。他们的热情对于学员来说非常重要。

• **做**：一定要保证病人教育工作者得到支持，不会被其他教育工作者过分影响，并能够在模拟变得过于情绪化时移交给其他人。

不做：切勿让"具有象征性"的病人被医疗专业人员包围，或者在病人需要退出时没有设置 B（备用）计划。

· **做**：一定要承认病人教育工作者所做的工作，要给予一定的经济奖励或者其他对他们有意义的激励。

不做：切勿认为病人教育工作者的工作是廉价的。有很多病人提供服务而不求回报，纯粹是为了有机会使有些事变得更好。但不要将此与廉价劳动或免费工作混为一谈。

参考文献

[1] WHO (2012) Global Health Observatory Data Repository. World Health Organization, Geneva.

[2] Snow R, Sandall J, Humphrey C (2013) What happens when patients know more than their doctors? Experiences of health interactions after diabetes patient education: aqualitative patient-led study. BMJ Open, 3(11): e003583.

[3] Towle A, Bainbridge L, Godolphin W, et al. (2010) Active patient involvement in the education of health professionals. Medical Education, 44(1): 64-74.

[4] Nestel D, Kneebone R (2010) Perspective: authentic patient perspectives in simulations for procedural and surgical skills. Academic Medicine, 85(5): 889-893.

[5] Nestel D, Cecchini M, Calandrini M, et al. (2008) Real patient involvement in role development: evaluating patient focused resources for clinical procedural skills. Medical Teacher, 30(5): 534-536.

第15章

跨专业社区护理：医学专业学员的模拟诊所

作者：*Pamela J Taylor,Mollie Burley, Debra Nestel*

概　要

本案例研究报道了农村社区卫生服务机构开展的跨专业社会关怀的一项创新活动。其特点是以真实的客户为原型，并招募志愿者作为模拟客户（simulate clients，SC），并强调战略规划在获得医疗服务机构员工支持的重要性。

合理性

本案例研究描述了澳大利亚维多利亚州农村社区环境中开展的一个跨专业模拟诊所。根据 WHO[1] 的建议和几篇系统性综述 [2-5]，国际上对跨专业实践的兴趣与日俱增。这些综述指出，有必要让医学专业人员进行协作训练、学习团队合作、提高服务水平（包括社区医疗服务），进而提高医疗保健水平。这些综述内容为我们针对基层医疗专业人员培训计划奠定了基础。

我们试图为在社区卫生服务机构临床实习的卫生专业学员提供体验跨专业合作的机会。我们的目标是建立跨专业诊所，作为正常诊所实习的一部分，为学员提供相互学习、相互借鉴、相互了解的机会，以提高医疗服务质量 [6]。然而，我们在跨专业教育中遇到了许多困难，比如要安排来自不同学科（和机构）的学员、临床医生无法脱产，以及对合作评价和治疗 [7] 概念不熟悉。

为了应对这些挑战，我们采用了循序渐进的方法。首先，我们寻求医疗服务管理人员、医疗保健从业人员（healthcare practitioners，HCP）和学员对跨专业教育概念的认同。为此，我们向主要管理人员和医疗保健从业人员介绍了跨专业诊所的概念。每月一次的跨专业工作坊给学员们提供了会面的机会，让他们了解彼此的实践范围，同时参加一些模拟推演。在这些工作坊中，学员们组成跨专业小组，共同对一名有慢性疾病的模拟客户做评估（纸上），并为其制订跨专业保健计划。

在获得"支持"后，我们着手建立模拟诊所。我们需要做如下事情：
- 开发具有复杂慢性疾病的"典型"社区卫生服务对象的情境；
- 制定社会心理学筛查的访谈协议，并可用于任何医疗专业学科；

- 招募和训练模拟客户；
- 安排医疗保健专业的学员（最多 15 个）在不同时间进行交叉实习；
- 通过音像记录观察问诊过程；
- 尽量减少医疗保健从业人员的投入（因为人员本已不足）；
- 与医疗保健从业人员保持联系，让他们了解进展情况。

案例研究

我们利用维多利亚州 SP 网的资源制定了一套模拟客户（SC）培训项目[8]（表 15.1）。学习目标是让学员能够：

- 与不同医学专业的学员合作；
- 进行以客户为中心的筛查面谈；
- 完成客户保健计划。

表 15.1　项目概述

目的	在社区卫生服务的背景和价值观下，开发一个模拟诊所，让卫生专业学员合作为模拟客户做筛查
学习目标	项目结束后，希望学员学会： 1. 与不同医学专业的学员合作； 2. 进行以客户为中心的筛查面谈； 3. 完成客户保健计划
目标人群	每次课程邀请 4～6 名学员参加，不同专业的学员两人一组进行筛查面谈。学员可以来自职业治疗、物理治疗、营养学、言语病理学、艺术治疗、护理、牙科、临床医学、辅助医疗、社区福利、社会工作、咨询和心理学。每节课面谈的人数最少两人、最多四人，并可增加两名学员当观察员
环境	模拟的环境是一个农村社区卫生服务机构，该机构强调在社会心理健康模式下为客户提供全面的保健。模拟门诊在两间专用诊室内进行
时间长度	每节课长达 4 小时，包括两次模拟。课程安排包括情况介绍，两次面谈和复盘（反馈）
教师	需要一名跨专业教育工作者，并由一名行政/技术支持人员来主持
模拟器	模拟客户经过培训，以当地社区的真实客户为原型，扮演真实的角色。通过监控或单向屏幕，从另一个房间观看面谈实况
频率	学员在实习期间有两次参加机会

情境开发

为了开发真实的、与社区卫生保健相关的情境，我们从拉特罗布社区医疗服务机构（Latrobe Community Health Service，LCHS）的客户初次就诊的真实故事中挑选情境。我们要求医疗卫生人员挑选 8 名有复杂/慢性疾病、需要转诊到几个医疗服务机构的客户。我们开发了一个模板，并将这些故事输入模板里，同时注意每个客户初次就诊时叙述的突出问题，并删除所有个人身份信息（框 15.1）。

框 15.1 模拟客户角色

模拟客户姓名 Cherry Andrews 女士，30 岁

情绪 / 行为

● 感到沮丧和绝望
  · 因即将被驱逐而雪上加霜——难以支付拖欠的房租 / 私人租金
  · 需要公共住房
  · 为女儿的福利而担忧
● 存在的问题
  · 用拐棍行走
  · 需要食物援助
  · 需要住房援助
  · 多发性硬化症（multiple sclerosis，MS）
  · 严重的焦虑
● 社会史和家庭史
  · 25 岁被诊断出患有多发性硬化症
  · 不久后，决定要一个孩子（女儿伊莎贝尔现在 2 岁）
  · 在 Moe 租房居住
  · 因热水器损坏和地毯破旧与房东发生争执
  · 被磨损的地毯边缘绊倒
  · 没有热水淋浴
  · 用水壶烧热水
  · 不工作
  · 与伴侣 Shane 同居
  · 伴侣 Shane 有酗酒问题，经济困难
  · 母亲与另一个女儿（凯特姐姐）和外孙住在附近一个两居室里
  · 伴侣的家人住在 20 千米以外
  · 伴侣有本地临时工作——领取照顾者津贴
  · 伴侣也帮助照顾伊莎贝尔
  · 目前没有车
  · 需要步行到社区卫生服务机构和当地其他机构
  · 母亲偶尔帮助照看伊莎贝尔

跨专业转诊工具的开发

跨专业转诊工具（interprofessional referral tool，IRT）是由拉特罗布社区卫生服务

机构的医疗保健从业人员开发的。我们需要一种可供任何专业临床医生使用的工具，目的是提供全面的生物 - 心理 - 社会筛查，然后可以将病人转诊到更合适的地方，以提高对社区复杂慢性疾病客户的保健水平。跨专业转诊工具不仅含有病史、行动能力、社会支持和情绪健康等项目，还能够监测和管理行为，以有利于病人的健康。该工具还包括一份保健计划摘要。

招募模拟客户

从当地社区招募志愿者（图 15.1）。

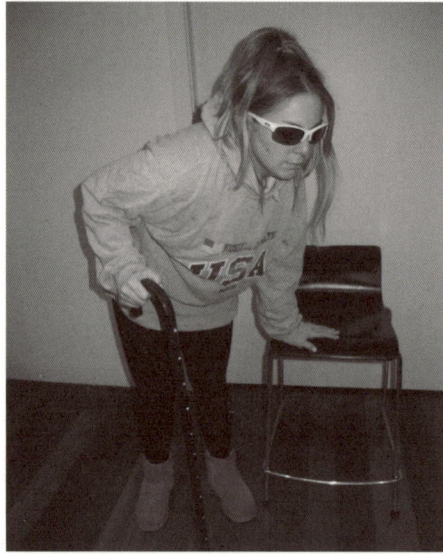

图 15.1　模仿客户的照片

在当地报纸、志愿者通讯和各家卫生服务中心的传单上发布招募广告。对模拟客户的唯一要求是有良好的记忆力和参加两次培训课程，并给每个志愿者提供 20 美元礼券作为交通费。

训练模拟客户

考虑到有些志愿者的教育背景有限，我们为模拟客户制定了一个 4 小时的训练课程，并为他们提供一本工作手册，上面有通俗易懂的解释和视觉提示。根据模拟客户的年龄和相貌，从已开发的 8 个客户故事中选择一个相匹配。培训课程侧重于体验式学习培养模拟客户的真实性，练习从所扮演角色的角度回答问题，并在角色扮演中练习给予反馈。而且后续还有个人指导课程。这些课程为个人练习提供机会，并确保在扮演有多种情感和身体困难的角色时，志愿者有自我情感保护的策略。

教师和学员

教师队伍由一名兼职的跨专业教育工作者（inter professional educator，PJT）、模拟教学导师及跨专业实践导师组成。学员来自不同的高等教育机构，包括医学、护理及相关健康专业的入门学员。因为学员的实习时间是重叠的，所以学员按便利性原则来选择，以确保不同专业之间的合作。行政助理负责模拟活动的预约、数据采集和视频录像。

筹备和情况介绍

学员在开始实习时会收到预习资料，其中包括跨专业基本能力的信息和跨专业转诊工具的副本。学员们通常在模拟诊所第一次见面。课程由跨专业教育工作者主持，初步讨论内容涵盖跨专业基本能力[9]，如何与其他学员互相协作，以及如何与模拟客户进行有效而谨慎的沟通。此外，讨论还涉及以客户为中心的面谈以及保健计划的特点。反馈对跨专业转诊工具的问题，并提醒学员注意转诊的"红旗"（关键）点以及当地可提供的医疗服务范围。

每节课通常有两个模拟内容，可以预约两个模拟客户面谈，中间通常相隔 1 小时。学员只得到每个客户有限的信息——姓名、性别和一两个主要问题。学员两人一组组成跨专业学员团队，然后选择哪一个小组进行面谈，之后计划他们的访谈方式，包括谁会问哪些问题，怎样可以借鉴彼此的优势和实践经验，以及如何相互支持。他们最后有机会就现有服务提出问题。我们鼓励学员观察员使用跨专业转诊工具来开展观察，并要求他们以具体的行为实例向学员反馈。

教师会见模拟客户，并向他们介绍学员的水平。然后，模拟客户换上合适的服装，有更多的机会来提问，然后坐在等候室准备开始扮演角色。

模拟活动

跟真实的社区诊所诊疗活动一样，模拟活动是在特罗布社区卫生服务机构的两个诊室进行的。与其他客户一样，模拟客户也在等候区等待，直到学员进入，呼叫模拟客户的名字，并带领他到诊室。问诊过程可以通过单向玻璃或监控进行观察。跨专业学员团队向模拟客户介绍自己，然后以跨专业转诊工具为提问指南，一起进行筛查问诊。在问诊结束时，学员要总结模拟客户的健康问题，推出保健计划，其中包括客户应当优先转诊的科室。

复盘和反馈

复盘和反馈是分层进行的，首先从模拟客户在教师的引导下向学员反馈开始。经过培训的模拟客户就学员的表现提供有条理和中肯的反馈。模拟客户在反馈结束后会离开，下一层就是学员之间的相互反馈，此时也会再次得到教师的问题提示。比如：

- 他们之间的协作计划进展如何？
- 哪些方面进展顺利？
- 他们有什么不同的想法？

然后要求学员观察员对问诊学员的跨专业能力提供反馈。在最后一层的分析中，会回顾录制的问诊片段，并对学员和观察者提供反馈。最后，教师通过讨论学习重点、目标以及学员在临床实践中可能采取的措施，对反馈意见进行总结。

关键信息

- 以农村社区为基础的模拟诊所为不同医疗保健专业的学员提供了非常好的学习机会。
- 结构化方法为学员提供了安全保障。
- 在医疗活动现场为学员提供模拟诊所的方式，对学员、教师和模拟客户都极具吸引力。
- 模拟角色基于真实客户，其价值和真实性都得到了提高。
- 对模拟客户进行培训是非常有必要的。

参考文献

[1] WHO (2010) Framework for Action on Interprofessional Education and Collaborative Practice. World Health Organization, Geneva.

[2] Reeves S (2001) A systematic review of the effects of inter-professional education on staff involved in the care of adults with mental health problems. Journal of Psychiatric and Mental Health Nursing, 8(6): 533-542.

[3] Barr H (2007) Interprofessional education: the fourth focus. Journal of Interprofessional Care, 21(S2): 40-50.

[4] Hammick M, Freeth D, Koppel I, et al. (2007) A best evidence systematic review of interprofesional education. BEME Guide No.9. Medical Teacher, 29(8): 735-751.

[5] Reeves S, Zwarenstein M, Goldman J, et al. (2008) Interprofessional education: effects on professional practice and health outcomes. Cochrane Database of Systematic Reviews, (1), CD002213.

[6] CAIPE (2014) Centre for Advancement of Interprofessional Education. http:///www.caipe.org.uk(accessed 7 July2014).

[7] Bridges DR, Davidson RA, Odegard PS, et al. (2011) Interprofessional collaboration: three best practice models of interprofessional education. Medical Education

Online, 16: 6035.

[8] Nestel D, Morrison T (2012) Victorian Simulated Patient Network. http://www. vspn.edu.au (accessed 5 November 2012).

[9] Interprofessional Education Collaborative Expert Panel (2011) Core Competencies for Interprofessional Collaborative Practice: Report of an Expert Panel. Washington, DC: Interprofessional Education Collaborative.

第16章 使用电话咨询的匿名标准化病人

作者：*Jan-Joost Rethans*，*Hay Derkx*

概 要

许多国家使用呼叫中心，作为工作时间以外初级卫生保健的一个组成部分。虽然电话咨询的安全问题一直有人研究，但对于打电话咨询医疗建议的 SP 该如何培训和（或）纳入以及角色扮演的准确性，还没有公开发表的研究报道。本研究的目的是评估使用电话咨询的匿名模拟（标准化）病人 [telephone incognito simulated (standardized) patients，TISP] 的可行性和有效性，以及角色扮演的准确性和察觉率，并探讨作为 TISP 的体验和实行通话自动记录所遇到的困难。12 名 TISP 接受角色扮演的培训，向一名全科医生和一名护士提出了问题，并且通话过程被自动记录。在非工作时间，电话从家中分别打向 17 家不同的保健中心。每天晚上打 4～5 个电话，其中一个电话用来评估角色扮演的准确性。事后，我们会问这些保健中心是否察觉到是 TISP 拨打的电话。这些 TISP 填写了一份调查问卷，问卷内容主要关于他们的培训、自动记录技术和个人经历。结果显示，TISP 在 84 个晚上打了 375 通电话，角色扮演的准确率接近 100%。在 11 个案例中，有一个 TISP 在当晚又接到电话，被询问了更多的信息。自动记录给一些 TISP 带来了额外的紧张感。所有虚假电话都没有被甄别出来。我们得出的结论是：TISP 对于医生、实习生和其他医疗服务人员进行电话咨询的培训及表现评估都是非常有价值的。

合理性

通过电话与病人沟通是医护人员临床工作的一个重要组成部分。病人与医护人员之间的电话沟通在以下方面不同于与病人现场会面或现场咨询：

- 呼叫者（病人）和医护人员（呼叫处理者）之间没有视觉、肢体和嗅觉接触。
- 不能进行体格检查。

在荷兰，一种特殊的电话联系方式是打电话给非工作时间（out-of- hours，OOH）中心：在白天正常工作时间以外，病人可以与这些中心联系，这些中心的呼叫处理者必须根据问题的紧急程度对来电进行分流。根据医疗环境的不同，有几种不同的选择，包括只通过电话提供建议或要求病人到 OOH 中心就诊。在这里，有 105 个以上的 OOH 中心为 1700 万人口提供初级卫生服务。呼叫处理者负责接听病人电话的可能是医生助理，也可能是护士。我们对荷兰 OOH 中心电话咨询工作质量的评估较有兴趣，可以确定呼叫处理者培训改进的方法。

一般来说，医疗卫生服务研究有直接和间接两种方法 [1]。直接方法是研究人员能看到或听到医患互动。间接方法就是研究人员没法直接参与这些互动，而是用书面案例、调查、访谈等方法。有证据表明，为了了解实际操作中的真实情况，直接方法更受欢迎 [2]。为评价 OOH 中心电话分诊质量，我们决定采用直接方法：使用电话咨询的匿名标准化病人（TISP）[3-6]。

SP 方法论为医疗保健服务质量的评价提供了独特的方法。通过用"匿名"和"未事先通知"的 SP，医疗保健服务提供者不知道接诊的不是真正的病人。这已被证明是评价医疗服务质量的有效的、可靠的、可以接受的、可行的一种工具 [7]。本章我们将阐述 OOH 中心的许可、TISP 的筛选和培训、居家自行录音、角色扮演的准确性以及 TISP 的个人经历。

情境示例

项目概况见表 16.1。

表 16.1　项目概况

目的	评价电话分类的质量，以确定改进措施
参与人员	选自 17 个中心的 357 次接线服务
发生场所	SP 的家，OOH 中心
项目 / 会话 / 环节时间	20 ～ 30 分钟
模拟器	使用电话咨询的匿名标准化病人

OOH 中心的许可

在 TISP "上线"前 1 年，我们以书面形式联系了荷兰所有 OOH 中心，请求允许我们选择这些中心开展研究项目。研究表明，在我们启动项目与真正让 SP 打电话咨询之间间隔了足够长的时间，可以防止被发现 [8]。我们没有告知那些作出肯定答复（"是的，我们可以接听 TISP 的电话"）的 OOH 中心是否被选中；也没有告知他们一旦被选中后，何时会打电话。

情境

我们开发了 7 个临床情境供 TISP 使用。这些模拟情境经过反复修改、几易其稿，并得到一些初级保健专家的反馈和建议才开发出来。这 7 个临床情境分别是：

1. 一名 5 岁儿童，发热（38.6□），无其他症状。

2. 一名成人，发热并伴有类似流感的症状。

3. 一名成人，发热，也有类似流感的症状，近期刚从非洲某国返回荷兰，并且不定期预防性服用抗疟药物。

4. 一名成人，流鼻血，无其他不适症状。

5. 一名成人，流鼻血，双臂瘀伤。

6. 一名儿童，不明原因呕吐。

7. 一名儿童呕吐，几小时前头部受伤（见框 16.1）。

框 16.1 情境示例——正在呕吐的 5 岁儿童

来电者是一位母亲，她很担心，因为数周前她表弟的小孩（也是 5 岁）也发生过呕吐——在土耳其度假时发生呕吐，后被送到医院，给予静脉输液。这位母亲想要一些建议，想知道她的儿子发生呕吐，自己该如何处理。

来电者开场：

晚上好，我有一个问题要咨询，几分钟之前，我儿子开始呕吐，我有一些对乙酰氨基酚，能给他用吗？"

只有在被问到时才告知：

- 发生时间　　　　　3 小时前一次（大约下午 5：00），下午 6：30 一次，几分钟之前一次
- 孩子行为　　　　　正常
- 呕吐次数　　　　　3 次
- 呕血　　　　　　　无
- 腹泻　　　　　　　无
- 腹痛　　　　　　　无
- 脱水情况：　　　　过去几个小时饮水正常，没有疼痛
  - 饮酒
  - 排尿
- 皮疹　　　　　　　无
- 发热　　　　　　　无
- 头痛　　　　　　　有，有轻微头痛
- 耳朵痛　　　　　　无
- 颈僵　　　　　　　无
- 头部外伤　　　　　是，谢谢你提醒了我，今天下午他在玩的时候从高处跌落，他哭了很长时间，我注意到他头后面肿了
- 食物　　　　　　　没问题
- 既往史　　　　　　无
- 家族史　　　　　　无
- 自我保健　　　　　无

结论：紧急，2 小时内看医生

对于情境中出现的体征 / 症状，我们要确保电话咨询之后的处置有两种，病人自我保健，或要求病人本人在 6 小时内到 OOH 中心就医。没有一通电话需要紧急医疗救助、救护车运送或医生家访。

每个病例情境都包含三部分信息：一般情况、具体病例信息和位置信息。一般情况包括所有虚构的个人信息，如地址、出生日期和电话号码等。具体病例信息是根据病例的实际医学内容定制的，包含 TISP 的开场白、如何结束对话，以及病人是否焦虑或担心。这些信息符合正常的 SP 角色脚本。我们还准备了 OOH 中心呼叫处理者可能会提出的所有问题，并预先编写了答案。对于位置信息来说，所有 TISP 都收到了一份文件，上面有 TISP 在拨打 OOH 服务电话当晚所在地方的详细地图，以及 OOH 中心本身地理位置图。

一些专家就临床内容的标准达成了一致，以评估电话呼叫处理在医疗建议方面的质量。在评估 OOH 中心的沟通质量时，我们采用了 RICE 交流清单，即包括（来电）原因（reason，R），（收集）信息（information，I），（给予建议）保健（care，C），（接电）评价（evaluation，E）[5]。

所有电话呼叫都安排在晚上 7：00—10：00，每个 TISP 每晚最多打 5 通电话。所有电话都有录音。

TISP 的筛选和培训

我们从马斯特里赫特大学健康、医学、生命科学学院医学课程中通常参与本科生培训的 80 名 SP 中挑选了 14 名 SP 作为 TISP。筛选的依据是 TISP 的专业技能和清晰的语言表达（可以在日常的质量保证训练中进行评估）。我们正在寻找经验丰富的从业人员。TISP 是成对训练的，每对人员接受培训时都要扮演一个角色。这样可以在需要时提供一名备用的 TISP，从而降低被发现的可能性。

在同一家医学电话中心工作的一名护士和一名家庭医生在同一个房间里训练每一个 TISP，但有屏幕相隔，因此无法看见对方。在所有培训课程中都特别注意以下几点：以自然的方式说话，如何通过语音语调表达惊讶、失望、恐惧和焦虑等非语言信号。培训人员被严格要求在电话中只能使用规定的开场白和结束语，以及在当晚被要求到 OOH 中心就诊时该怎样回答。

每个 TISP 角色的培训时间为 1.5 小时。培训结束之后，所有 TISP 都先给医学呼叫中心（预先知道的）打试用电话，这样是为了增强 TISP 的自信心，使他们更好地表现和使用录音软件。项目进行到一半时，会再提供 1 小时强化培训。

居家自行录音

这些 TISP 在自己家中向遍布全国的 OOH 中心拨打电话。为了保证 OOH 中心电话屏幕上不能出现 TISP 真实的通话位置，TISP 都收到了一个更改地址的特殊工具，这个工具还能录音。因此，除角色扮演培训外，还需进行 1 小时的录音系统使用培训。

角色扮演的准确性

关于角色扮演的准确性，主要是评估 TISP 在通话过程中正确表达临床特征的比例。TISP 知道我们会对他们的角色扮演进行评估，但是不知道我们要评估哪次通话。所有录音完成后，我们会挑选每晚拨出的第 3 个电话，由两名评估员按照以下标准进行评价：

● **TISP 是否：**

- 按照指示打电话？
- 正确回答了所提出的问题？
- 只在被询问时提供信息？
- 按照指示结束通话？

为了了解是否有 TISP 被 OOH 中心发现，我们在所有电话拨出后会给每个 OOH 中心发出一封信，询问 OOH 中心是否意识到有 TISP 打电话来？如果意识到了，那是什么时候发现的，是打电话过程中还是打完电话时？

结　果

在 103 家 OOH 中心中，有 98 家愿意参加我们这个项目，最后我们挑选了其中分布于全国各地的 17 家。在已打出的 357 个电话中，有 18 个是因为 TISP 的录音问题重打的。TISP 每天晚上花 1.5～2 小时来打电话。有时，他们会在当晚收到 OOH 中心的回访电话，有些 TISP 是在 3 次电话甚至几周之后才接到 OOH 中心行政部门回电询问保险号码。

在这 357 个电话中，两个评价人员挑选了 84 个电话来评测角色扮演的准确性。我们发现有 6 例的开场白不准确或不够准确，有 19 例结束语不准确或不够准确。

在询问所有 OOH 中心是否察觉到 TISP 时，他们都回答没有。有趣的是，有两个 OOH 中心坚称接到了 TISP 打来的电话，但实际上我们根本没有打。

就 OOH 中心电话分诊的医疗质量而言，我们的结果显示，按照标准，电话接线员或分诊专业人员平均只问到了 54% 的必问医疗项目；在沟通质量方面，按照 RICE 沟通清单评判，电话接线员平均总得分率只有 35%，还有很大的提升空间[4]。

数据收集完后与 TISP 进行焦点小组访谈

在焦点小组访谈中，TISP 表示他们能够处理所遇到的各种情况，包括那些没有培训过的内容。他们说这要归功于护士和家庭医生之前一起进行的强化培训，特别是他们在当晚接到 OOH 中心一名医生的电话，该医生正在通过寻求更多信息来跟进该病例。有帮助的因素包括要准确地记住角色以及知道如何使用他们的声音。虽然他们可以在自己家里打电话，但相比于电话访谈，特殊的录音系统使他们感到更有压力。他们假装打电话的位置信息是精准的，以帮助他们更好地表现。他们每晚最多打 5 个电话，相当于集中工作 2～2.5 小时。有时，因为接线员挂电话太仓促了，所以 TISP 没有按规定结束咨询。

我们学到了什么

强化培训是至关重要的，特别是要牢记角色，并为 TISP 项目做详尽的准备。当然，为使 TISP 做好应对突发情况的准备，所有提供的培训课程、后勤保障和实用信息也是非常重要的。我们觉得我们对 TISP 的准备工作和实际数据的收集工作是充分的，因为 TISP 从未被 OOH 中心发现。对于评估 OOH 中心真实电话咨询的质量，TISP 表演的准确性是非常重要的。根据这些真实的实践表现数据，我们能够就电话接线员可以在哪些方面自我提升、怎么提供培训方案等提出建议。

关键信息

项目成功的关键点

- 我们证明了研究项目中的 TISP 是有效的、可靠的、可接受的且可行的。
- 真实的实践表现数据表明，教学项目和反馈可以更好地满足卫生服务提供者和病人的实际需求。

项目的挑战

- 通过电话提出各种医学问题是有困难的。
- 我们需要确定 TISP 是不是评价电话接线员工作质量的好方法。
- 考虑到隐私权，有些国家不能电话录音，但在荷兰做这样的研究无须伦理批准。

经验教训

- 对 TISP 的筛选是非常重要的。
- 对 TISP 的培训必不可少。
- 为了保持 TISP 的身份不被发现，我们建议在 OOH 中心同意开展该项目与开始数据收集之间间隔很长一段时间。

参考文献

[1] Rethans JJ, Westin S, Hays RH (1996) Methods for quality assessment in general practice. Family Practice, 13: 468-476.

[2] Rethans J, Sturmans F, Drop R, et al. (1991) Does competence of general

practitioners predict their performance? Comparison between examination setting and actual practice. BMJ, 303: 1377-1380.

[3] Derkx HP, Rethans JE, Muijtjens AM, et al. (2008) Quality of clinical aspects of call handling at Dutch out of hours centres: cross sectional national study. BMJ, 337: a1264.

[4] Derkx HP, Rethans JE, Muijtjens AM, et al. (2009) Quality of communication during telephone triage at Dutch out-of-hours centres. Patient Education and Counseling, 74: 174-178.

[5] Derkx HP, Rethans JJE, Knottnerus JA, et al. (2007) Assessing communication skills of clinical call handlers working at an out of hours centre: the development of the RICE rating scale. British Journal of General Practice, 57: 383-387.

[6] Derkx HP, Rethans JE, Maiburg BH, et al. (2009) New methodology for using incognito standardised patients for telephone consultation in primary care. Medical Education, 43: 82-88.

[7] Rethans J, Gorter S, Bokken L, et al. (2007) Unannounced standardised patients in real practice: a systematic literature review. Medical Education, 41: 537-549.

[8] Maiburg BH, Rethans JJ, van Erk IM, et al. (2004) Fielding incognito standardised patients as "known" patients in a controlled trial in general practice. Medical Education, 38: 1229-1235.

第17章 混合标准化病人的方法论：危重孕产妇的管理

作者：*Simon JR Cooper, Mary Anne Biro*

✎ 概 要

人们对助产士"抢救失败"及处理病情恶化产妇的能力表示担忧，并对其临床知识和技能以及与发病率和死亡率相关的问题提出了质疑。考虑到这些问题，我们与标准化病人（SP）合作，通过采用知识、技能、情境意识及决策能力等方面的衡量，考查助产士学员应对孕产妇病情恶化的评估与处理能力。SP 穿着"分娩服"扮演病情恶化的产妇。在接受评估的 35 名学员中，知识得分率平均为 75%（范围为 46%～91%），但是技能得分率较低，平均为 54%（范围为 39%～70%）。而且随着产妇病情的恶化，技能得分率明显下降。学员的评价表明，该项目有很大的益处，而且情境与 SP 的结合使学员觉得仿真度很高。

合理性

人们非常关注病情急速恶化病人的管理，对病情恶化病人的管理不善会导致高发病率和昂贵的抢救费用，而且往往不成功的复苏操作[1, 2]。在助产过程中，模拟训练可以提高学员决策能力以及信心[3]，更重要的是能提升住院医师对阴道臀位分娩的临床表现的识别和处理能力[4]。

从 2008 年开始，我们利用名为 FIRST2ACT[5] 的教育模式开展了一系列探索研究，旨在更好地了解护士和助产士在模拟环境中处理病情恶化病人的情况[6, 7]。在第一项针对学生护士的研究中，我们用高级生命支持模拟人来模拟病情恶化的病人，发现他们的技能表现一般[8]。在视频回顾中，参与者们对自己的表现进行了反思，并指出其中存在的问题。一些参与者对模拟环境的真实性发表评论，比如"这也太假了，你怎么可能对一个虚拟的模型表现得这么友好"，还有"如果是真人，我肯定不会那么做"，这些评价显然有一些道理；模拟人最初是用来进行复苏模拟的，但是我们却用来模拟"活着"但病情恶化的病人。在后来的研究中[9]，我们使用了 SP，这样的评价就明显减少了。

在助产方面，SP 模拟了产前出血（ante-partum haemorhage，APH）和产后出血

157

（post-partum hemorrhage，PPH），以深入了解助产士学员对急性恶化病人的处理方式[9]。SP 都是经验丰富并曾在其他教育模拟情境中工作过的专业人员。医疗模特（MODEL-med）分娩服的应用是该项目的一个独特之处。在产前出血情境中，SP 穿上带有结实子宫的孕妇装；而在产后出血情境中，SP 穿着医疗模特分娩服，身旁则会有一个在哭的"新生儿"（见图 17.1 和图 17.2）。该套装可模拟产后出血的腹部，可触及软塌如泥沼的子宫，并伴有阴道出血，可以进行逼真的内部检查和手术。床下可储存 3 升血液，SP 可在适当的时候使用手持泵模拟阴道出血。这种方法大大提高了情境的逼真度，增强了学习效果[6]。

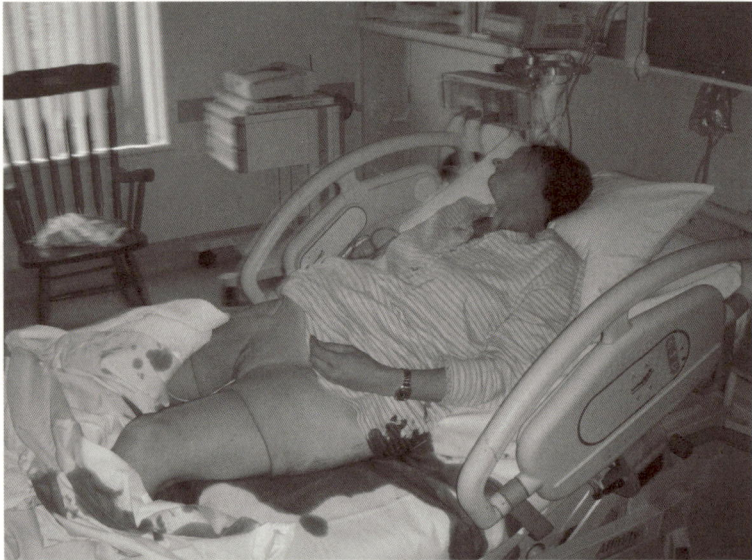

图 17.1　医疗模特分娩服

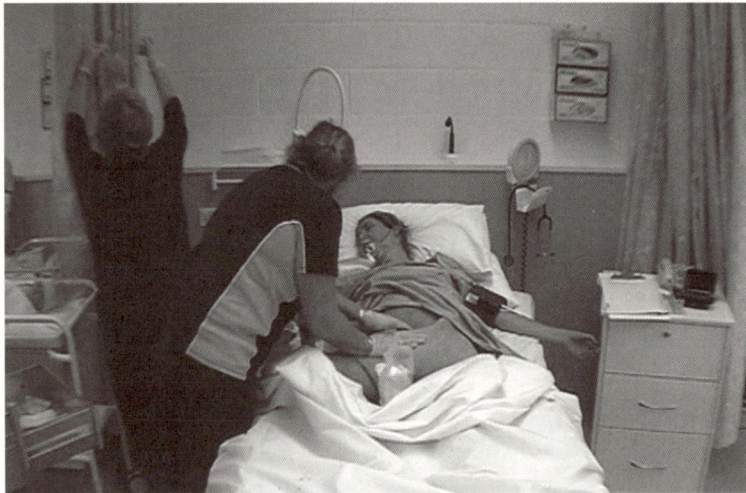

图 17.2　标准化病人、学员以及指导医生

情境示例

这项活动的目的是通过衡量知识掌握情况、情境意识以及技能表现，考查助产士学员评估和处理病情恶化病人的能力。我们最初的目标是评估表现，而不是教学。然而，从对学生的评价中可以清楚地看出，参加培训对他们的学习产生了重要的影响。该项目的概况可见表 17.1。

表 17.1　项目概况

总体目标	通过衡量知识掌握情况、情境意识和技能表现，考查助产士学员评估和处理病情恶化情况的能力
学习目标	让学员反思和了解他们在处理紧急突发事件中的表现
目标人群	至少有 6 个月学习经历的助产士学员
情境设置	临床模拟中心的模拟产房
项目 / 课程时长	每个学员 2 小时
教职人员	每节课有 4 名成员，包括经验丰富的助产士、教育工作者和研究人员
模拟者	每节课有 1 名育龄期女性标准化病人（可提供 4 名），都是有着专业表演经验、受过专业训练的演员。 女演员们在产后出血的情境中穿着医学模特分娩服来真实地模拟孕产妇的人体和失血
提供频率	在本案例研究中，我们介绍了按这种模式进行的一次课程。类似的模拟模式现在也被用于助产士学员完成急诊护理学习单元

结合医疗模特分娩服的产前出血和产后出血的两个简短模拟情境是根据墨尔本皇家妇女医院的产妇记录和编制的指南编写的。然后由 5 位临床专家对这两种情境进行评估，以确保形式和内容的有效性。每一个情境的学生表现都经过客观结构化临床考试（objective structured clinical examination，OSCE）的模板来评分（见表 17.2），以便日后用于学生反馈。其目的是更好地了解初级助产士在应急小组到来之前的急救表现。情境一共持续 8 分钟。为了模拟现实情况，模拟的进行需要满足两个条件：①学员可以随意进行操作；②随着时间的推移，学员被给予临床信息，但最初提供的信息相对较少[10]。这种基于过程的信息提供方式能够提高模拟的生态效度[11]；并使学员体验到临床思维动态变化的过程。

在每个情境中，产妇的病情会在第一个 4 分钟之内发生较小的恶化，在后 4 分钟出现显著恶化（如大出血）。为了达到合适的学习效果，主要考虑两个方面的因素：①变量之间关系的可预见性（如心动过速和低血压是否提示低血容量）；②相关信息的等级[11]。

表 17.2　模拟情境前 3 分钟评分示例：产后出血

大概时间	观察条目	行动	正误	复盘要点
到达后 1～3 分钟	基本检查 （弛缓性泥沼状子宫）		正 / 误	生理补偿 考虑隐性失血
	血压 95/70mmHg	记录 / 向上级医生 汇报	正 / 误	
	心率 110 次 / 分		正 / 误	
	呼吸频率 19 次 / 分		正 / 误	
	CRT 2 秒		正 / 误	
	血氧饱和度 95%		正 / 误	
		打电话求助 识别 / 治疗原因（胎 盘和胎膜娩出）	正 / 误	考虑张力，组织，创伤，凝 血酶 子宫按摩，麦角新碱
		子宫按摩	正 / 误	准备留置导尿（膀胱充盈 阻碍宫缩）
		检查失血量（目前 1000mL）	正 / 误	
		给予麦角新碱、甲 氧氯普胺和缩宫素	正 / 误	了解宫腔容纳 1000mL+ 血 或血块的能力
		申请留置导尿	正 / 误	麦角新碱，甲氧氯普胺或 缩宫素

因此，在产后大出血的情境中，提供了不确定性较低但相关度较高的信息（即"简单情境"）。在产前出血情境中，提供了不确定性较高但相关度较低的信息（即"困难情境"）。

在设计情境之后，选择 4 名 SP。她们都是 30 岁左右、生过孩子的专业演员。在参加情况介绍会之前，她们收到一份情境大纲（见框 17.1），以便她们可以与教育工作者及模拟学员在 2 小时的会上一起练习。作为专业演员，她们对表演几乎没有顾虑，但在练习过程中却会出现一些问题，比如"我什么时候这样做？""我要表现有多痛？"或者"我应该作出什么反应？"。

在每节课之前，还会向教育工作者简要介绍情况（见框 17.1），但是因为他们本身参与了情境开发工作，所以只需要简短的介绍。不过，也分配了一些需要准备的角色给他们。一名工作人员扮演一名刚刚取得资格、缺乏经验的医生，根据要求"开处方"或进行医疗操作。情境技能评价由这位工作人员和一位不参与该过程的观察者一同进行。为了保证评分者信度（评分者之间的可靠性），在每个情境结束后会通过标准化的情境评价表（见表 17.2）进行评价并达成共识。然后由第三名工作人员汇报情况，第四名工作人员管理整个环节。

来自莫纳什大学（Monash University）"结业点"的助产士学员分别参加了模拟中心 2 小时的模拟。模拟中心模拟设计了产房的环境，SP 表演两个简短的情境。到达模拟中心后，每个学员先完成一份经过验证的问卷（包括 11 道多项选择题），来评估他们关于产妇病情恶化的基础知识水平[9]。然后，向参与者提供该情境运行过程的信息，并口头描述该病人现有的情况，例如"这是一名 28 岁的经产妇，第一胎足月顺产"（见框 17.1）。最开始只提供少量信息，要求随着产妇病情的发展进行观察与采取相关行动。在完成每个模拟情境后，通过情境意识整体评估技术（situational awareness global assessment technology，SAGAT）测评参与者的情境意识水平[12]。

最后，使用产前出血与产后出血的视频录像，参与者通过照片启发式的反思回顾过程进行复盘[13]。在该过程中，参与者在观看自己的这些视频时会有教育工作者在旁边"天真地"提问——"你当时是怎么想的？""你认为接下来会发生什么？"，并且对该过程进行录音。这揭示了决策的过程，并确保学员对自我表现进行深刻反思。最终，教育工作者总结出表现的最佳方面和未来改进点。随后，会对产后出血情境的视频和音频进行分析，重点关注临床决策[14]。

关键信息

结果

该项目的结果已被 Cooper 等[9] 和 Scholes 等[14] 报道。总结来说，该项目有 35 名助产士学员参加。多项选择题的知识测试得分结果达到了可接受的标准水平，总分率平均为 75%（范围为 46%～91%）。然而，情境模拟的技能表现不佳。在两个情境中，所有项加起来的总分率平均只有 54%（范围为 39%～70%）。随着病人病情的恶化，参与者表现也有所下降，在每个情境的后半段，"正确"操作的比例都明显下降。两个情境的情境意识评分也很低，平均为 54%，对产后出血情境参与者的临床管理和优先事项处理能力进行定性评估，发现其差异很大。

挑战与局限性

这是针对澳大利亚助产士学员的一项小型研究，因此缺乏国际和文化的多样性研究。而且在实际的临床工作环境中，学员的表现可能也会有所不同，"模拟不能也不应该代替现实，现实也无法用模拟实现"[8]。参与者确实对扮演获得从医资格且缺乏经验的医生这种"不现实"的工作人员的角色表示担忧，认为根据他们的经验，医务人员应掌握更多医学知识并且更积极主动[14]。我们可以通过减少提示，使情境更为标准化来进行平衡。

框 17.1　示例情境——产后出血

教育工作者／研究人员

- 应要求参与者以工作状态到场：穿工作服、带记事本、笔、手表等（如适用）。
- 要求参与者在完成研究前不要与同伴讨论情境。
- 确保填写相关人员信息表。
- 确保完成知识测试。
- 确保麦克／摄像头放在情境参与者上方。
- 简化布置房间和监测设备（与普通产房设置相同），提供血压与氧饱和度监测设备。
- 向"新获得从医资格的医生"（情境中的第二个工作人员）介绍如何提供适当的支持，但不作任何提示，比如在指导下可以提高输液速度。
- 与学员一起演练情境，并要求他们复述一遍。
- 告诉每一位参与者，他们会与一名 SP 一起工作，他们需要测量生命体征，但由他们的"医疗助理"给出结果。
- 每一个情境结束后，参与者立即退场，进行情境意识提问（见前）。

学员

你是一名新获得资格的助产士，刚到产房值班，你是今天值班期间唯一有资格的人员（另一名主治助产士刚刚离开去处理急诊），但是你有一名初级医生的支持，他会根据需要协助你。你需要与往常一样观察产妇情况，但结果会由医生向你透露。产妇住在一个安静的病房里。

产妇

莉莎，一个 28 岁的产妇，刚经阴道分娩其第一个足月婴儿；第三产程中肌肉注射了 10 单位的缩宫素，正在等待转入产后病房。我们要求你在她转走之前做最后的检查。

情境模拟将以实时的方式进行。因此，活动中会出现间隙（但这并不意味着你有做错的地方）。你可以使用观察表来记录。谈谈你在想什么和做什么。你可以在任何时候询问产妇的情况，也可用规范的方法对她做产道检查。

在情境结束时，你会被问及对一些具体情况的看法。希望你回答得越快越好，凭直觉回答也无妨。

病人情境

你叫莉莎，今年 28 岁，刚刚经阴道自然分娩了第一个足月婴儿，第三产程中肌注了 10 单位的缩宫素。你在等待被送入产后病房，你的主治助产士刚刚离开去处理一件紧急事件，你发现你出血很多，于是对新来的助产士表达了担忧（从分娩服放 1000mL 血）。你最初很警觉。但是在第 4～7 分钟，你要再放出 800～1000mL 血，然后只对声音有反应，变得"震惊"和有点迷茫。但是，在情境的最后（7～8 分钟），你开始慢慢恢复，除非没有对你采取任何适用的治疗。

协助医生的角色

不要有任何提示！在采取相应措施后按照要求提供信息。比如只在助产士采取测量血压和心率措施后提供信息。如果有要求，可以告知大概的失血量。请在每个情境中或情境结束后立即根据评分表对表现进行评分（参考表 17.2）

对于 SP 来说，要保持情境的一致性是比较困难的。在这项研究中，我们每天雇用一名 SP，要求他在情境之间快速进行角色转换，每天多达 10 个情境（5 个学生每人两场）。这样导致 SP 因过度劳累而出现错误或者一致性问题。在整个研究中用 4 个 SP 也会导致一些不一致，参与者与 SP 之间的互动意味着每个情境中都会存在一些细微的差异。总之，在这种情况下，在保真性和可复制性（一致性）之间需要有权衡。

经验教训

在助产士教育中，模拟学习发挥着至关重要的作用，尤其对于那些很少能使用到的复杂技能（如产科急症）。迄今为止，我们工作中的核心问题是知识与实践之间的鸿沟。在"可信"的环境中进行模拟是非常有必要的，同时要注意高保真并不意味着高科技。这次研究中参与者的反馈表明，SP 通过有效沟通和共情可以产生心理上的高逼真度，而这些并不需要高科技。分娩服增加了情境的逼真度，使参与者能够评估宫高、宫缩和失血状态，是一个训练快速决策的好教具（见图 17.1 和图 17.2）。通过该项目，我们可以了解人们在紧急情况下的表现。学员们表示，他们对紧急事件中优先处理原则的理解获得了明显的提升[6]。

―――――――――・ 参考文献 ・―――――――――

[1] Draycott T, Crofts JF, Ash JP, et al. (2008) Improving neonatal outcome through practical shoulder dystocia training. Obstetricsand Gynecology, 112: 14-20.

[2] Harrison GA, Jacques TC, Kilborn G, et al. (2005) The prevalence of recordings of the signs of critical conditions and emergency responses in hospital wards—the SOCCER study. Resuscitation, 65: 149-157.

[3] Cioffi J, Purcal N, Arundell F (2005) A pilot study to investigate the effect of a simulation strategy on the clinical decision making of midwifery students. Journal of Nursing Education, 44: 131-134.

[4] Deering S, Brown J, Hodor J, et al. (2006) Simulation training and resident performance of singleton vaginal breech delivery, Obstetrics and Gynaecology, 107: 86-89.

[5] Buykx P, Kinsman L, Cooper S, et al. (2011) FIRST2 ACT: educating nurses to identify patient deterioration—a theory-based model for best practice simulation education. Nurse Education Today, 31(7): 687-693.

[6] Buykx P, Cooper S, Kinsman L, et al. (2012) Patient deterioration simulation experiences: impact on teaching and learning. Collegian, 19(3): 125-129.

[7] Endacott R, Scholes J, Cooper S, et al. (2012) Identifying patient deterioration:

using simulation and reflective review to examine decision making skills in a rural hospital. International Journal of Nursing Studies, 49(6): 710-717.

[8] Cooper S, Kinsman L, BuykxP, et al. (2010) Managing the deteriorating patient in a simulated environment: nursing students' knowledge, skill, and situation awareness. Journal of Clinical Nursing, 19(15): 2309-2318.

[9] Cooper S, Bulle B, Biro MA, et al. (2012) Managing women with acute physiological deterioration: student midwives performance in a simulated setting. Women and Birth, 25: 27-36.

[10] Barrows H, Feltovich P (1987) The clinical reasoning process. Medical Education, 21: 86-91.

[11] Cioffi J (2001) Clinical simulations: development and validation. Nurse Education Today, 21: 477-486.

[12] SA Technologies (2014) Super SAGAT: Situational Awareness Global Assessment Technigue. http://www.satechnologies.com (accessed 8 July 2014).

[13] Harper D (1994) On the authority of the image: visual methods at the crossroads. In: Denzin N, Lincoln Y (eds) Handbook of Qualitative Research: 403-412. Thousand Oaks, CA: Sage.

[14] Scholes J, Endacott R, Biro MA, et al. (2012) Clinical decision-making: midwifery students' recognition of and response to, post-partum haemorrhage in the simulation environment. BMC Pregnancy and Childbirth, 12: 19.

第18章 学习隐私部位的检查：妇科教学助理（GTA）的专家角色

作者：*Karen M Reynolds, Jim Parle, Shirin Irani*

✎ 概　要

这是一项关于伯明翰大学妇科教学助理（gynecology teaching assistant，GTA）与三年级医学本科生教学项目的案例研究。该研究阐明了它是如何运作的，GTA 如何招募，学生们得到了什么样的教育，为什么要接受这些教育，以及学生们如何评价该项目。对于那些计划为学生开设 GTA 课程的人来说，本案例研究有较好的参考价值。

合理性

隐私部位的查体不论在教学还是学习方面都是一个挑战。一个创新的方法是让标准化病人（SP）作为 GTA 扮演高度专业化的角色，来教授乳房和骨盆的检查。这些 SP 通常是非医学专业但对教学和女性健康感兴趣的人。GTA 经过培训，可以利用自己的身体来教学；学生在她们身上做检查，然后从她们身上获得即时反馈和指导。这种教学方法也可用在其他隐私部位的查体上，如直肠指检或男性生殖器检查。

本研究的重点是盆腔检查，并描述 GTA 的培训过程以及运用在学生身上的方法。伯明翰大学拥有一所规模庞大的医学院，该医学院开设了一项重要的基于 SP 的课程，以帮助学生为临床实习做好准备。据称，医学生很少有机会进行女性盆腔检查。其原因除学生感到尴尬外，还包括病人的不愿意、难为情或病情不允许。将 GTA 融合在课程里，给学生们在模拟环境中查体的机会，学生们可以犯错误并且得到反馈，而不用承担身处医疗环境中的额外压力，同时也有老师的支持，可以帮助他们克服尴尬的窘境。与 GTA 一同练习是一系列阶段性学习活动的一部分。在学习盆腔检查的基础理论后，学生在任务训练器上练习心理运动技能，一旦掌握基本技能，他们就会用 GTA 进一步练习，以整合沟通和检查技能。最后，他们就有机会检查真实的病人。项目概况见表 18.1。

表 18.1　项目概况

总体目标	教学生什么是正确的双合诊，允许他们在 GTA 上进行练习并得到反馈
学习目标（包括需要掌握／提高／演练的技能等）	女性盆腔检查的正确技巧，征求病人知情同意／解释时应使用合适的语言
参与人群（最多人数和最少人数）	医学本科三年级学生
硬件设置	医学院的一间教室，配有便携式屏幕、沙发和 DVD 播放机
项目／课程时间	2 小时
师资（数量与经验）	一名临床负责人（妇产科医生），一名教学负责人（有 5 年以上 GTA 课程经验），6 名 GTA（具有 2～5 年不等的经验）
模拟者	一名 GTA 和一名协助者（两人均为非医疗人员）
课程频率	一次，五年制医学生的第 3 年

范例

GTA 的招募

GTA 并非临床医生，但如前所述，他们通常对改善女性健康状况感兴趣。我们通过在全科医生诊所张贴海报、发电子邮件或通过我们现有的角色扮演 /SP 小组来进行招募。待项目日趋成熟后，招募工作也趋向于"口口相传"的方式，即通过老 GTA 招募新的 GTA。

训练 GTA

这个项目同时有临床和教学的负责人。教学负责人常驻大学，能够向 GTA 展示教学环境以及课程所需教学设备的位置。如有需要，她还会教授如何进行小组协作。临床负责人一般在当地医院，主要负责课程的临床层面。

每个潜在的 GTA 最初都会被邀请与教学负责人会面，这既有利于纠正错误的认识，也可以对其适合性作出非正式的评估。初次见面后，如果潜在的 GTA 和教学负责人都同意继续申请，则之后会安排其与临床负责人进行培训。在这次培训中，会深入讲解成为 GTA 的要求，之后将进行一次妇科评估和盆腔检查，以便从临床角度筛查 GTA 是否有任何潜在的健康问题，以及是否适合学生检查。被培训的 GTA 将了解自己的解剖学知识，以便在教学时使用这些信息。比如，GTA 将了解其子宫是前倾还是后倾的。临床负责人需要确保 GTA 知道其宫颈何时被触诊到，因为对于学生来说这是重要的反馈点。同时，检查过程也会在塑料人体模型上展示。

接下来的培训课程会持续 2 小时左右，培训负责人将带着 GTA 从头到尾了解检查过程。前几次检查在塑料模拟人上进行，然后 GTA 被要求在模型上进行双合诊。这时，每个 GTA 会发到一本手册，以便回家继续学习。该环节可以重复进行，直到培训师与 GTA 都满意为止。大多数 GTA 通过培训进步迅速，通过 2～5 次培训就可以很熟悉教材了。下一阶段的培训，首先是观摩一次 GTA 的教学课程，然后在一位有着丰富经验的协助者参与下进行一次教学过程。

在我们的项目中，GTA 在经期是不进行教学的。我们一般会跟 GTA 确认以保证她们在经期不接受授课。当然，月经期计算并不是精确的，所以有时会在最后一刻取消授课。我们知道有些项目不需要遵循这项规则，但是我们的学生是三年级的医学生，尚未在真的女性病人身上进行过双合诊，我们相信这样做能减少一些挑战性。根据 GTA 的反馈，她们也比较喜欢这样的教学方式。

GTA 教学课程

在 GTA 教学课程中，通常有 4～6 名三年级医学生、一名 GTA 和一个协助者在场，协助者通常是另一名 GTA 或是教学团队中另一名女性成员。不安排临床医生是深思熟虑的选择。GTA 接受过全面培训，高度专注于课程当下的目标，即培养女性盆腔检查的技能。如果学生提出问题而 GTA 无法回答，则 GTA 会建议学生在课后再询问临床教师。

教学课程本身是高度结构化的，从自我介绍和课程概况开始；然后，小组观看女性盆部检查的 DVD；之后，GTA 在模拟人上演示。第一次，她仅做演示不讲解；第二次，她会在每一步详细解释；第三次，协助者会模拟病人的声音。学生们整个过程可以随时提问。

接着，每个学生都要在模拟人上进行检查，并在同伴的观察下，与协助者联系沟通的内容。在这之后，学生们会被问到在操作过程中的感受或者他们是否能有些改进。GTA 之后会给予学生们关于检查方面的反馈，而协助者会给学生们关于交流方面的反馈，还会邀请其他学生向同伴提供反馈。

所有学生在模拟人上练习完毕后，通常会有 10 分钟休息时间。开始准备临床查体的房间，GTA 则排空膀胱。

在临床检查环节中，每个学生都会对 GTA 进行检查，同时接受同伴的观察。在这整个过程中，GTA 会为学生提供协助和反馈。GTA 会要求学生触诊宫颈并为他们提供指导以明确定位。在进行双合诊检查时，还要求学生从腹部触诊确认子宫底。对于学生来说，这有时会比较困难，但是 GTA 会一遍一遍地指导。学生们在第一次触诊到子宫和宫底时都会很兴奋。

在完成检查后，GTA 和其他学生会给予反馈。对于几乎所有学生来说，这都是他们第一次在真人身上做双合诊，所以完成后通常会有如释重负的感觉。

检查结束后，GTA 会回答学生提出的任何问题，并进行简短评估。

评估

评估包括两个部分。

第一个部分是妇科检查压力问卷（gynecological examination distress questionnaire，GyExDQ）[1]。这项调查问卷包括检查前后的舒适度。检查被分成五个不同的要素；学生们对每个要素检查前后的舒适程度或不舒适程度进行评分。学生们会被问到腹部触诊的问题，就他们的水平而言，我们预期大多数人会感觉"舒适"或者"非常舒适"。在课程之前，对于检查女性外生殖器、分离大阴唇并将两根手指插入阴道进行私密检查，同时与病人交流的情况，他们往往会感到很不自在。但是在课程结束之后，他们大部分人会感觉很"舒适"甚或"非常舒适"。

第二个部分要求学生对 GTA 的教师角色进行评价。在过去几年中，我们一直在分析收集数据并发现了一些倾向性。几乎所有学生都认为教学环节很有用并珍惜这个机会。但与我们预期相反的是，男生与女生对课前检查都感到不适。相比于早些年的学生，现在学生们在课程开始时的表现相对自在点了。我们认为，这可能是因为我们的项目已被纳入课程中，并被学生们所接受和期待。

关键信息

课程 / 项目的主要成功之处

- 每个学生都能在相对安全、有支持性的环境中学习如何做双合诊。作为一个团队，我们认为让学生以这种方式学习极为重要，这样才能使妇科以及其他隐私部位的检查正常化。这节课程帮助他们克服尴尬，以及如何正确地完成双合诊。
- 学生们会被告知，我们并没有固定的模式（脚本）来教育学生如何自如地向病人提供信息和提出问题。学生们可以在课程中进行练习。
- 每个学生都会得到一对一的即时反馈。
- 学生们非常重视这节课，特别是与 GTA 一起学习。
- GTA 看重她们的工作。

项目 / 课程面临的挑战

- GTA 的招募问题。
- 其他同行对此项目的接受程度。
- GTA 在经期时的安排。
- 学生们只能检查宫颈与子宫完好的"正常"女性。

经验教训

- GTA 的招聘最初确实有困难，这个困难甚至被认为是不可能克服的。后来，我们发现最重要的是要抓住合适的时机来宣传我们的项目，对教育和妇女健康感兴趣的女性其实是希望参与其中的。

- 知道招募什么样的人：对于我们的项目来说，需要有宫颈与子宫的"正常"女性，所以首次招募对话应包含这些内容。再者就是筛选有意向的女性，比如能向学生们"传递"特别的信息，这通常在教学过程中会显现出来。
- 确保有合适的教学空间。
- 确保预算中有可用于开设额外课程和购买耗材的应急资金。

参考文献

[1] Siwe K, Klaas W, Martin S, et al. (2007) Medical students learning the pelvic examination: comparison of outcome in terms of skills between a professional patient and a clinical patient model. Patient Education and Counselling, 68: 211-217.

第 19 章

老年人的高级护理实践：培养管理和与阿尔茨海默病病人交流的技能

作者： *Jennifer H Fisher, Jane H Kass-Wolff,*
Ernestine Kotthoff-Burrell，Jeanie M Youngwerth

✏ 概　要

本案例研究描述了为管理阿尔茨海默病病人的高级执业护士提供支持的一个情境。该情境以一对老年夫妇，约翰（John）和玛戈·阿特金斯（Margo Atkins）为中心，利用压缩的时间间隔为护士护理病人提供支持及为病人家属提供帮助。

合理性

我们护理学院的老师们一直在寻求创新方法，以提升高级实习护理学员老年护理水平。在获得资助后，老师们与大学的模拟中心进行了接洽，探索以沟通技巧和老年护理为重点的体验式教学机会。我们开发了一个标准化病人（SP）的情境，该情境从一个时间点开始，延伸到初级就诊之后，包括阿尔茨海默病的进展。约翰和玛戈的案例达到了让学员学习如何委婉地透露坏消息和促进家庭医疗决策的目标。概况见表19.1。

示例

课程的第一部分需要学员将阿尔茨海默病的诊断结果告诉玛戈女士。这对所有医护人员来说都具有挑战性，而接受高级护理培训的护士很可能缺乏这方面的经验。课程的第二部分发生在7年之后，由约翰先生和他的儿子来探讨玛戈女士对临终关怀的愿望。第二部分的重点是帮助家庭应对玛戈女士身体健康状况的变化，包括护理和临终计划。

准备

模拟中心的工作人员和护理学院的老师汇聚一起，共同确定目标和学习目的，并制定情境模拟方案。待确定学员人数和模拟中心的日期安排后，招募适量的SP，并安排培训日程。

培训之前，向SP提供情境材料（见框19.1）。在培训当天，对关键细节进行了回顾，再匹配SP，并在SP培训师的监督下模仿练习。SP在练习过程中会收到关于情绪水平的反馈，以保证 SP 以类似的方式进行表演。由于约翰先生和他的儿子在玛戈女士的未来照顾问题上存在矛盾，所以第二环节的角色塑造训练更具有挑战性。SP 培训师密切关注着每对 SP 的表现，以确保他们表现出适当的愤怒。培训的最后一方面着重在复盘的结构上。

表 19.1　项目概况

总体目标	为高级实习护理学员提供类似的培训经验，以提高她们与老年病人及其家属沟通交流的能力
学习目标	• 提高向阿尔茨海默病或其他慢性 / 晚期疾病病人告知坏消息的能力。 • 提高为病人或其家庭成员提供支持性沟通的能力。 • 提高促成家庭会议的能力。 • 确定管理和与阿尔茨海默病病人交流的优势，以及可提升部分
目标人群	• 高级实习护理学员（或医学生）。 • 最少 2 人，最多 24 人
硬件设备	大学模拟中心内门诊环境
课程时长	SP 准备 30 分钟。 简短介绍 15 分钟。 SP 体验 20 分钟。 在电脑反思 5 分钟。 与 SP 复盘 10 分钟。 与教师复盘 20 分钟
工作人员	具有多年临床与教学经验的护理学院教师与缓和医疗教师
模拟设施	SP
课程频次	每年一次

SP 的反馈目标是以学员为中心的，侧重于具体的并可观察的行为。SP 会有机会练习向学员提供反馈，并由 SP 培训师提供意见和改进建议。

向教师和学员简要介绍情况

在课程开始之前，学员会收到一篇关于如何告知困难消息的文章，其中讨论了关于困难消息简单记忆法 ABCDE——A 是提前准备，B 是建立治疗环境 / 关系，C 是良好沟通，D 是处理病人与家属的反应，E 是鼓励和正确处理病人及家属情绪[1]。学员还可以从"五个愿望表格"[2]和病人遗愿文件中得到一些信息。在课程开始前，教师以小组为单位向学员简要介绍情况。

活动安排

这是一个为期两天的活动，中间可以间隔几周，学员们两人一组；如果后勤方面有限制，则三人一组。在听取教师的口头介绍后，模拟中心的工作人员会对学员进行简单指导，包括如何收听头顶上的定时广播、如何仔细阅读门牌，以及如何使用电脑进行课后练习等。此外，每对学员中选出一人作为主沟通者，并鼓励另一名成员适当时加入与病人的沟通。在每对 SP 完成与学员沟通的评价表后，要求每个学员小组在电脑上完成简短的反思。学员小组自我评估的问题与每对 SP 完成学员小组评估的问题相同。随后，学员小组成员回到房间与每对 SP 一起复盘，探讨沟通技巧，然后与教师就内容进行更深层次的讨论。

框 19.1   提供给学员的信息

课程 1

    你是一名高级护理实习学生，正在诊所里与导师一起工作。今天，你将接诊一位病人，她再次就诊是为了咨询其发生认知障碍的原因。在之前的一次就诊中，病人（及其配偶）表示在过去一年中发现自己的记忆力慢慢出现了问题。最近一次，她记不起自己的车停在哪里，也记不起它的样子，这增加了她的担忧。她在简易精神状态检查量表（MMSE）测试中的得分是 26/30，怀疑患有早期阿尔茨海默病。1 个月前，你和你的导师将病人转接给了一位神经科医生。该医生使用实验室检查和头部 MRI 等评估手段，结果均无异常。她的会诊记录（已发送给你，病人还不知道结果）也提示可能患有早期阿尔茨海默病。病人及其配偶今日返回诊所，想了解你对其诊断的意见 / 结论，并开始讨论相关的护理计划等。

    注意：不要把重点放在详细询问病史上，不要进行体格检查。

    今日接诊的目的是以支持、同情和建立关系为中心的方式，告知病人及其家属诊断和预后。

课程 2

    你是一名高级护理实践教师。约翰和玛戈在你的导师退休后就一直来找你看病，最终成为你的病人。玛戈现在患有严重的痴呆症。她很少说话，经常认不出自己的家人。在你的导师退休后，他们的护理工作转交给了你，他们现在仍是你的病人。她最近住院了好几次，最近一次是因为吸入性肺炎住院。住院期间，她无法控制自己的大小便，也无法在不插管的情况下进食或喝水，她已经拔出了多根管子及点滴。她有严重的躁动症，需要用镇静剂或约束带才能对她进行监护。肺炎的治疗没有任何进展并且她还有了低氧血症。新的并发症正在出现，包括肾功能逐渐恶化、电解质异常和谵妄等。尽管目前不需要支持治疗，但是她在两周内死亡的可能性很大。病房医疗团队希望明确她的护理目标，并一直在与约翰和他们的儿子讨论临终关怀问题。但其家人无法就管理计划达成一致意见，医疗团队感到非常沮丧。约翰认为应该采取姑息治疗，而儿子认为应该积极地干预，包括插管。病房医疗团队需要和约翰一家会面，召开一次讨论会。

    你将会见到约翰和他的儿子。这次会面的目的是帮助他们达成共识。你今天不需要做任何具体的决定。你只需要让对话开始，了解他们的担忧，关注病人的护理目标，并探索如何使家庭成员达成一致的意见。

复盘

    学员在每个上课日完成电脑评分表后，都有机会与他们的 SP 一起复盘。复盘以学员为中心，允许他们立即反思自己的表现，并就今后如何加强沟通技巧征求意见。

对于遇到困难的学员，SP 可以提供机会，让他们练习以其他方式进行沟通。

教师在和学员复盘时，会要求学员反思他们是如何与 SP 沟通的。具体来说，小组成员被问及哪些方面进展顺利、哪些方面进展不顺利以及哪些地方可以改进。小组复盘的目的就是让学员有机会向他人学习，同时能从教师那里学到宝贵的临床经验。教师还会提供相关的轶事和故事，以强化学习目标并回答问题。

关键信息

成功之处

- 护理学院方面：高级实习护理学员几乎没有与 SP 合作的经验，大多数人认为这是一种很好的学习方式。这项活动不需要评价，因此对学员没有压力。学员与教师都认为，这是一种在开始真正的临床工作之前进行演练的手段。学员认为小组复盘很有用，因为可以听到别人对自己的评价（做得好或不好的地方），有助于每个学员理解这些互动是有难度的，而且没有唯一正确的方法。
- 模拟中心方面：与新的用户群体互动。

挑战

- 护理学院方面：在现有课程中加入新的课程活动对老师来说是一种挑战。此外，还需要花费时间来安排和通知学员参与新活动的时间。学员表示希望在进行 SP 情境模拟之前，能就开展此类教育活动的流程进行更多的讨论。校园内的模拟活动是按次收费的，没有补助。教师感受到了来自领导的压力，他们被要求证明该教学活动的成本是合理的。
- 模拟中心方面：课程教师要求提供关于学员小组的报告，但由于电子排课和后期的更改，数据会受到影响。另外，由于其他按计划安排的课程将导致 SP 有大量的停工时间，会使这门课程的成本增加。

经验教训

- 护理学院方面：护理教师希望增加基于 SP 的活动，以培养沟通、临床推理和病人评估等关键方面的能力。增加护理教师的复盘时间。
- 模拟中心方面：新用户第一次接触模拟一般会有焦虑；简报会上的许多问题也体现了这一点。要确保分配足够的时间。

—— 参考文献 ——

[1] VandeKieft G (2001) Breaking bad news. American Family Physician, 64(15): 1975-1978.

[2] Aging with Dignity (2013) Five Wishes. http://www.agingwithdignity.org/legal Colorado.php(accessed 14April 2014).

第20章

以人为本的物理治疗的技能培养

作者：*Felicity C Blackstock, Shane Pritchard*

✎ 概　要

在物理治疗教学中，用模拟病人的做法并不新鲜，学员们多年来一直在互相练习技能。然而，这种学习体验存在局限性，初级理疗教学现已纳入标准化病人（SP）。在国际上，SP 为理疗师的培训作出了贡献。近年来，随着新技术和教学设计的发展，这种贡献越来越大。本章介绍了在物理治疗专业学生的临床前学习过程中，利用 SP 开展以人为本的实践示范课程 。

合理性

在物理治疗专业教育中，模拟病人角色的做法并不新鲜：在进入临床之前，理疗专业学生就已经充当同学的"病人"了。然而，这样的角色扮演也存在一些缺点：①真实性通常不足；②角色的年龄不匹配，扮演病人的学员还正在学习他们所要扮演的运动障碍；③彼此之间的熟悉感经常会分散学员的注意力。

第 2 章详细说明了 SP 实践的多样化范围。这可以转化到理疗教育中，通过开发病人角色，来促进专业行为、有效沟通、病人评估、临床推理和分析以及执行和评估干预等方面的技能提升。SP 交流并表现运动障碍，其逼真度和真实性的程度是其他模拟和角色扮演形式所无法达到的。

关于 SP 应用于理疗教育的公开文献很少。已有的文献描述了 SP 项目在理疗教学实践领域的应用，如肌肉骨骼、神经和心肺领域，以及急性、亚急性和慢性病病人群体[1-6]。大部分文献报道了应用研究设计的课程后，通过调查来评估体验。理疗专业学生乐于与 SP 互动，并感到信心增加、焦虑减少了[1, 3-6]。文献资料并未证明纳入 SP 的课程比其他教育方法更高效。然而，最近 2 项随机对照试验表明，SP 互动可以代替至多 25% 的传统临床实习的学习时间，而且效果与实习相当[5, 6]。完成 SP 活动的学员对这段经历的反馈也非常积极。显然，将 SP 纳入理疗专业教育的理论和证据越来越多。

对美国、加拿大[7]及澳大利亚[8]的初级理疗课程的调查发现，采用 SP 项目的课程正在增加。然而，这些国家也报道称，其主要障碍有成本过高、资源缺乏和培训短缺等。

在本章，我们将详细介绍一个应用于初级物理治疗课程的创新的、成本效益高的SP项目（见表20.1）。

表20.1 项目概述

总体目标	该课程和SP互动旨在促进学生专业实践技能的提升，包括与病人交流和融洽相处、以人为本的临床决策，以及在支持性体验式学习环境中的伦理、专业、安全的实践
学习目标	在课程结束时，学生应能够： • 应用有效的沟通技巧来获得知情同意，与病人建立治疗联盟、进行以人为本的临床评价和干预，并记录这些程序以满足医疗法律要求。 • 运用以人为本的临床推理技巧，参考职业操守、伦理及安全，从一系列临床情境中识别相关细节信息，并制定以人为本的治疗策略。 • 对一系列临床情景相关的临床评估结果进行案例敏感分析和解释，以编制以人为本的优先问题清单。 • 针对各种临床情境，制订出院计划，该计划应利用治疗联盟并能促进适当自我管理。 • 针对医疗环境中不同的背景和受众，展示不同的书面记录能力
目标参与者	完成临床前课程的三年级（4年制）理疗本科生和一年级（2年制）理疗专业型硕士研究生
地点设置	模拟急诊病房、住院理疗康复健身房和理疗门诊
步骤	• 与SP进行4次2小时会面，以及相应的基于工作坊的学习、模拟情境介绍/任务简介和复盘课程，面对面学习总计39小时。 • 在第一节课中，学生与病人会面并进行问诊。在第二节课，注重于动机访谈。在第三节课，学生进行风险评估来确定帮助病人从A到B（例如，从床到椅子）最合适的方式，将伤害风险最小化并培养安全的工作文化。在最后一节课中，学生将完成全面的评估（病人谈话和适当的结果评价），制订优先问题清单和治疗计划，并与SP一起实施治疗计划。所有课程的重点都是以人为本的照护。复盘包括来自演员的反馈、观看与SP互动的录像，以及应用结构化反思和评价工具
教师	• 两个校区共有3名教师授课。 • 每个模拟项目有20名学员参与，其中大约5人一组，每组有一名"病人"。一名教师负责督导互动过程并协助复盘
模拟者	SP
开课频率	• 本课程每学年面向所有初级理疗专业学生（每年150人）开设。 • 每班人数为20人。每学年理疗专业学生共有8个学时

示 例

以人为本的理疗技术提升

2011年，我们设计并实施了一个39小时的临床前面授课程——以人为本的理疗技术提升。这个课程基于探究式学习原则，鼓励学员通过体验、提问和全面思考来学习。课程包含了一个虚构的医院和病人案例，学员作为初级理疗师负责照顾特定病人。学员被分配到 4 个不同的病人场景进行学习，并且以 5 人小组的形式讨论病人照护的方向。在为期 12 周的大学学期内，学生将在 4 个不同的场景中与 SP 互动（见框 20.1）。

框 20.1　情境示例：骨盆骨折

Maybelle Cheng，77 岁，女性，在维多利亚区的米尔迪拉郊外高速公路上遭遇了一场车祸。她当时和丈夫（Paul Xiu Wen Cheng）正开车去米尔迪拉见独女（前一段婚姻的孩子，第一任丈夫 15 年前死于心脏病）和她的家人，由 Maybelle 的丈夫 Paul 驾驶汽车。黄昏时，一只袋鼠突然跳到了车前的公路上。Paul 急转弯以避免撞到它，但是车辆失控撞到了树上。一位路过的汽车司机马上帮助救援，但在救援人员救出 Maybelle 之前她已被困在车里 20 分钟。她骨盆骨折并有轻微的左臂和左腿撕裂。Paul 受伤严重，有多处骨折和内出血。Maybelle 和 Paul 都从米尔迪拉空运到墨尔本，被送入创伤中心。医生只用敷料处理了 Maybelle 的撕裂伤，并嘱卧床休息，保守处理骨盆骨折（Maybelle 在 6 周内不能负重——意味着她在这段时间每天都必须卧床或在轮椅上）。Paul 则需要大手术并被送入重症监护室治疗。车祸 2 周后，Maybelle 转入了私立康复医院。医疗费用由交通事故委员会（Traffic Accident Commission，TAC）承担。Paul 仍在接受重症监护，并且情况较差。Maybelle 不确定相爱 10 年的丈夫是否能活下来。

Maybelle 的角色：

- 当你第一次入院时，你的骨盆疼痛非常剧烈，不用大量止痛药不能入眠，做任何动作都会有疼痛。
- 现在你的疼痛只在你尝试动腿或在床上坐起时出现。
- 你大部分事情依赖护士的帮助——在坐便椅上洗澡、下床坐轮椅、穿衣服。
- 你完全不能行走——护士用升降机把你从床上抬到椅子上。你在椅子上不能久坐，因为 20 分钟后就会感到疼痛，并感到不舒服。
- 你可以自由活动你的胳膊，但腿部活动幅度只有原来的 50%。
- 你慢慢地觉得自己因为很久没有做事情变得虚弱。你感到胳膊和腿难以抬起。你穿衣服时很容易感到疲劳。
- 你和 Paul 本来住在墨尔本一个退休村别墅里，你平时是一个很活跃的人。通常情况下，你能做饭、打扫卫生、购物，尽管很慢，但照顾 Paul 和自己两个人完全没问题。
- 你情绪很低落——Paul 的状况仍然不好，你感到很孤独，因为你的家人在米尔迪拉而你不愿意依赖别人。虽然朋友会来访，但你还是很想念 Paul，你好几天没见他了（以往护士会带你到重症监护室让你坐在他床边），但因为现在你在另一家医院，所以无法见面。你常为此感到心烦意乱。
- 你还有轻微的听觉障碍，需要大声说话你才能听清。你还发现记住一些事情变得有些困难。
- 你没有其他重大疾病，这是你首次因严重的问题而住院。

SP 是根据年龄、性别和身体特征从 SP 数据库中专门挑选的专业演员。对角色的详细描述会在第一次培训前 1 个月提供给 SP。第一次培训的 2 周前会进行一次 2 小时的训练课，以便在 SP 之间校正角色，并为他们提供反馈方面的培训。

最大的挑战来自身体特征的表现。为了增强运动障碍的表现力，采取的方法有教师示范运动障碍的表现或组织 SP 观看具有这种特征的病人的视频，如果可能且有合适的机会可以邀请被扮演的病人来参加本次课程。在排练过程中，教师针对他们作为病人的经历提供大量的反馈意见，而不是对具体的理疗技术给出反馈。

SP 在模拟教学当天参加 1 个 30 分钟的任务简介会，同时学员通过下载视频片段观看与 SP 互动的在线指导。这个视频包括教师与 SP 互动的示范，向学员展示模拟环境并介绍如何使用时间暂停 / 恢复功能。

在模拟教学过程中，5 名学员同时与 SP 互动，以鼓励同伴支持和学习。教师督导互动过程并在暂停时参与讨论，根据学员表现提供反馈并指导如何提升临床决策技能。复盘过程分为两部分。模拟结束后，SP 走出角色，并针对课程第 1、3、4 环节向学员提供反馈。课程第 2 环节里，SP 分别对每个学员给出反馈。SP 还会对学员在沟通和职业素养方面的表现进行打分（满分 10 分），分数被计入学员正式的学业成绩。因此，学员会收到来自"病人"的正式反馈，了解自己如何在临床实践中提升以人为本的能力。

复盘的第二个部分在模拟教学结束后的 1 周进行，以小组为单位进行 1 小时的小课教学。学员与"病人"的互动会被拍摄记录，之后供学员观看。模拟教学和小课教学均由同一位教师主持。学员会使用评估标准来反思自己之前的表现，这些标准与临床教师在学员进入临床学习环境时使用的评估标准相同[9]。这将有助于学员提升反思性实践技能和对其表现的洞察力，也有利于他们在接下来的学期中适应理疗临床实践的评估标准。

在复盘环节之外，负责督导 SP 互动的教师还会针对 SP 的表演以及学员的反馈技巧给予 SP 反馈意见，以促进其进一步提高。

"以人为本的理疗技术提升"这门课程深受广大学员喜爱，学员们对与 SP 合作的经历给予了高度评价，该课程对于他们未来作为理疗师的职业发展也具有深远影响。经过 3 年的教学实践，学员们对该课程的总体评分稳定在 4.1～4.6 分（满分 5 分）。评估数据清楚地表明，这样的学习模式不仅具有强大的支持性，而且能够激发学员的参与热情，从而为他们未来进入临床实践环境做好充分的准备。

关键信息

理疗教育中加入 SP 所面临的挑战是"病人"（演员、志愿者或理疗专业学生）在模拟情境中表演的真实性。理疗实践在很大程度上依赖于对运动和功能障碍的识别及观察。假如运动和任何关联病痛的表现没有被"病人"准确地表现出来，那么情境可能完全不同，从而给学员们造成困惑。对于准确地表演和获得符合学习目标的学习体验，培训和演练是至关重要的。

将 SP 互动整合入临床前理疗课程，可以为学生在临床接触真实病人之前提供一个安全的学习机会，与"病人"交流、对"病人"进行评估并治疗。本研究案例介绍了一个创新的、成本效益好的方法，证明了将 SP 应用于初级理疗教学是可行的。

物理治疗教学成功的建议

- 播放运动障碍或疼痛的真实病人的视频，为 SP 提供背景信息。
- 小道具（如帽子或围巾）能很好地帮助 SP 进入角色。可以考虑通过使用矫形器/绷带/绑带来限制运动，如用于肩部偏瘫的项圈和袖带。
- 实践练习对于 SP 很重要。给 SP 提供大量关于如何展示所需特征并解释运动疼痛的反馈。
- 鼓励 SP 回想他们疼痛时的感受，有助于校准其反应。

参考文献

[1] Black B, Marcoux BC (2002) Feasibility of using standardized patients in a physical therapist education program: a pilot study. Journal of Physical Therapy Education, 16: 49-56.

[2] Cahalin LP, Markowski A, Hickey M, et al. (2011) A cardiopulmonary instructor's perspective on a standardized patient experience: implications for cardiopulmonary physical therapy education. Cardiopulmonary Physical Therapy Journal, 22: 21-30.

[3] Lewis M, Bell J, Asghar A (2008) Use of simulated patients in development of physiotherapy students' interpersonal skills. International Journal of Therapy and Rehabilitation, 15: 221-227.

[4] Wamsley M, Staves J, Kroon L, et al. (2012) The impact of an interprofessional standardized patient exercise on attitudes toward working in interprofessional teams. Journal of Interprofessional Care, 26: 28-35.

[5] Watson K, Wright A, Morris N, et al. (2012) Can simulation replace part of clinical time? Two parallel randomised controlled trials. Medical Education, 46: 657-667.

[6] Blackstock FC, Watson KM, Morris NR, et al. (2013) Simulation can contribute a part of a cardiorespiratory physiotherapy clinical education: two randomized trials. Simulation in Healthcare, 8: 32-42.

[7] Paparella-Pitzel S, Edmond S, DeCaro C (2009) The use of standardized patients in

physical therapist education programs. Journal of Physical Therapy Education, 23:15-23.

[8] Jull G, Wright A, McMeeken J, et al. (2010) National Simulated Learning Project Report for Physiotherapy. Health Workforce Australia.

[9] Dalton M, Davidson M, Keating J (2011) The Assessment of Physiotherapy Practice (APP) is a valid measure of professional competence of physiotherapy students: across-sectional study with Rasch analysis. Journal of Physiotherapy, 57: 239-246.

第21章

模拟家庭与医务人员：器官移植协议

作者：*Gayle A Gliva-McConvey*

✏️ 概　要

本章介绍了如何应用标准化病人（SP）方法论，为与潜在可捐献器官家庭沟通的人员提供培训。我们开发了一门课程，运用 SP 整合应用器官捐献流程和沟通技巧，并包含评估和反馈。这些材料说明了 SP 方法论如何在高度情绪化的主题领域助力培养复杂的沟通技巧。

合理性

美国国家器官获取组织负责协调器官的获取和移植，该组织希望为新的病人权益倡导者或家庭援助协调员（family support coordinator，FSC）提供全面的培训项目。家庭援助协调员的职责是引导整个过程，使器官捐献产生积极的结果：从一个人的死亡开始，到与医师和护士讨论，到最终接触捐献者家庭。在弗吉尼亚州，如果某人未在州登记册上签署关于器官捐献的决定，则法定近亲（next of kin，NOK）将对器官捐献的决定负责。因此，建立有效的工作策略和掌握相关的技能，对于与潜在的捐献者和医疗专业人员联系是至关重要的。该项目的基础是在与家属建立情感联系，与加强和医生及护士的专业关系之间取得平衡。由于互动的高度情绪化和敏感性，以及预期结果（知情同意）的影响，SP 方法论对该培训的作用十分理想。该培训项目旨在使用 SP 方法论来培训家庭援助协调员与模拟的家属、医师和护士接触。这允许家庭援助协调员在真实环境中工作之前获得全流程的经验。

在这个教育活动中，家庭援助协调员练习了重要沟通技巧所需的核心概念和准则的各个方面。该项目聚焦于获得组织和器官移植的家庭成员同意的相关技能，还有与具有挑战性的医疗服务提供者合作的技能。这些技能包括建立融洽的关系、教育家庭成员和医疗专业人员、健康促进和伙伴关系、时间管理以及与不同人群合作的能力。项目概述详见表 21.1。

表 21.1　项目概述

总体目标	在尊重家属及其丧亲之痛的同时，提升同意结果的可能性，并与医疗服务提供者建立专业关系
学习目标	模拟完成后，家庭援助协调员将能做到： • 明确与病人家庭和医疗服务提供者的关系； • 明确与医疗服务提供者和病人家庭合作的核心理念，应用策略来加强与具有挑战性人格者的合作关系 • 在与病人家庭建立专业和情感联系时，展现出技术和自信
目标参与者	初级家庭援助协调员
地点设置	重症监护室
项目 / 课程时长	6 小时
教师	2 名培训师，SP
模拟者	模拟家庭和模拟医疗专业人员
开课频率	一年两次

案例示例

教学活动

课程设计者与弗吉尼亚州器官获取组织培训团队合作，设计了一个综合教育活动，其中既有大型团体讲座，也有个人模拟互动，并提供即时反馈。培训团队制作了涵盖一系列主题的长期和短期的教学材料，其中包含：

- 准备工作与医疗服务提供者（healthcare providers，HCP）的互动；
- 对病人家庭保持敏感；
- 语言和非语言沟通技巧；
- 危机中的自我管理；
- 找到自己表达共情的方式。

所有的主题都已被纳入检查表，以便 SP 评价家庭援助协调员，并在模拟活动中强化。情境示例见框 21.1，检查表条目示例见表 21.2。

模拟课程有 4~6 节，每节课 45 分钟。课程内容包括：

- 与医疗服务提供者互动（10 分钟）；
- 与病人亲属互动（20 分钟）；
- 个人反馈 / 复盘（20 分钟）。

背景

重症监护室：病人的女儿和女婿在等待室。女儿泪流满面，女婿在一旁安慰她。

开场白

（病人女儿对家庭援助协调员询问的反应）"我简直不敢相信会发生这种事，爸爸和我正在晨跑，为即将到来的马拉松比赛作准备，他突然抓着头尖叫，然后就倒在了地上。""他今天早上还感觉很好，没有任何不适，我们跑步时他一直有说有笑。"

相关信息

神经外科医生与病人女儿及其丈夫就病人的病情进行了交谈。他解释说，病人发生了动脉瘤破裂并有大量出血，这种情况无法手术。病人女儿及其丈夫来看过她父亲，惊讶地发现他就像睡着了一样。病人目前还没有脑死亡；还通过插管呼吸。而且他不在弗吉尼亚州生命捐赠登记册上。

捐献者病史

病人早上 8：00 左右和女儿一起跑步，为即将到来的马拉松比赛进行训练。他跑了 30 分钟没有任何不适，在抱头尖叫之前还一直在说话。当他女儿试图搀扶他时，他立即倒在地上并失去了意识。路过的汽车司机停车并拨打了急救电话。救护车到达后，稳定了他的情况，并将他送往当地医院。一到医院，病人就接受气管插管／连接呼吸机；头颅 CT 显示动脉瘤破裂并有大量出血。神经外科医生会诊后确定是动脉瘤和出血，并已无法手术。

医生与家属之间的联系

神经外科医生告知预后很严重，可以选择终止对病人的生命支持。他解释说，病人很可能在 24 小时内脑死亡。医生给了家属一些时间，同时并没有给药来维持病人的血压，因为这样做是徒劳的。家属决定同意放弃心肺复苏（do-not-resuscitate，DNR）。病人女儿和她丈夫了解预后的情况后，正在考虑是否停止生命支持治疗。

家属（next of kin，NOK）的表现／情感

家属有时会泪流满面，情绪激动。她不知道自己是否应该知道什么或应该做些什么。此外，是她提议训练和参加马拉松比赛的，她为此感到很内疚。她丈夫基本靠询问妻子并提出和（或）假设答案来控场。在家庭会议中，她经常低着头哭泣——看起来没有听进去，他只能提出建议、复述医生说的话或问她是否理解，而她往往只是简单地点头或摇头。她丈夫很冷静、沉着，稍微有点无感于他岳父的状况，但是对于此事对妻子的影响表示感同身受，并且十分地体贴。他问了一些关于停止生命支持治疗的问题，而他的妻子只是在一旁听着。

（家属和病人）经历

女儿是一位受过良好教育的专业人士，在广告公司当主管，习惯于发号施令。她在童年时与父亲关系不好。3 岁时，父母离异，父亲搬到国家的另一边住。她的妈妈尽量阻止父女见面。从离婚直到女儿 12 岁生日之前，父亲只见过女儿几次。那次生日 3 天后，她的母亲在慢跑时出车祸并当场死亡。从那时开始，她搬去与父亲一同生活，然后发现父亲并不难相处，因此关系逐渐融洽。

续

她选择现在这份工作也是因为公司离父亲住处很近。她嫁给了一位律师，这绝对是她人生中第二重要的男人（仅次于父亲）。

捐献者 / 病人是一名业绩良好的财务经理，在购买、重组和出售小、中、大型企业。当他决定提前退休，靠自己的巨额财富和投资为生时，包括他女儿在内的所有人都大吃一惊。他花了一些时间独自环游世界，之后开始涉足个人健身领域，并最终在该领域创办了一家企业，之后又创办了两家。他又开始参与公司的日常运营，并承受由此带来的压力。他女儿很担心，于是建议用马拉松训练来让他远离工作，并且清晨空气清新，可以达到放松的效果。病人没有固定的女友和多少社交——在他不上班时，他会在朴素的家中修剪草坪和做一些园艺。他养了两条拉布拉多犬（一黑一黄）和一缸鱼。

社会经历

如上所述。

挑战性言语 / 问题

女儿：（此情此景可使用任何合适的词语，但应当是简短的陈述，并不时低头哭泣）"都是我的错，我早知道不应该让他做这些！""如果我今天早晨不让他跑步，他会没事吗？""你们到底是谁？""他看起来很好，就像睡着了一样。""我母亲已经死了，他不能也离去。""你们公司是做什么的？"

女婿："她再也受不了了！""难道就不能给我们点好消息吗？""我们得回家陪孩子。""我们只想尽快结束这一切。""你看不出你们在伤害她吗？""我们能给她注射镇静剂吗？""为什么要等到他脑死亡？""所以你们想在他死之前得到他的器官？"

情景——家庭援助协调员角色

有效的方法包括询问家属对情况的了解程度，让他们谈谈与医生讨论的内容，如果需要，可以再次邀请医生。家庭援助协调员需要确定病人家属明白病人没有幸存的可能，脑死亡极可能是最终的结果。应该尝试通过了解病人及其亲属的关系来建立联系，不应拒绝这些尝试，但得到的答案会有限。家庭援助协调员最终需要与家属建立足够好的关系，让家属等到宣告脑死亡的同时提供医疗支持，最终让捐献成为可能。

SP 的职责（作出回应并选择"目前有效的措施"）

通过如下回应挑战家庭援助协调员：

1. 让他们解释脑死亡——他们应该提供医学诊断，但你应当拒绝并让他们来解释。他们应当清楚你的亲人此时并未脑死亡，尽管脑死亡是预料之中的结果。问一些关于脑死亡的现实问题，并注意解释得是否清晰和令人满意。

2. 仅"关心"捐献并希望"尽全力"完成捐献，此时家庭援助协调员应当确保你知道这是一次潜在的捐献。

3. 询问持续治疗是否有效，或多久会脑死亡（每次情况不同，所以没人清楚），或其他类似的问题。

续

4. 询问为什么脑部会肿胀，为什么情况会如此糟糕。尽可能装作对临床一无所知，但要表现出一定的好奇心。"为什么会这样？""这意味着什么？"家庭援助协调员应当从脑损伤的生理学方面对为什么颅内高压会致死给出一些合理的解释，并且要自如运用通俗易懂的语言和有耐心地进行解释（当你有目的地尝试测试其耐心时）。

家庭援助协调员应掌握的信息

重症监护室护士给你打了电话。

Jay Collins，61 岁，今年早些时候被他的独生女鼓动训练，准备参加马拉松比赛。今早在跑步时，他突然抱头大叫并几乎立刻失去了意识。他动脉瘤破裂大出血，没有生存的可能。他偶尔会通过通气孔呼吸但没有其他反应，神经外科医师认为他将在 24 小时内发展至脑死亡——甚至可能更快。这个消息已转达给他的女儿。他的血压正在慢慢下降，由于拒绝心肺复苏，神经外科医师没有增加用药来支持捐献，除非亲属授权这样做。

Collins 先生没有其他亲属，只有女儿 Julie Smith 和她的丈夫 Dave 一直在病房。他们 5 小时前到达后便一直没离开，并拒绝了社工和牧师提供帮助。护士长说，女儿泪流满面，并认为这样的状况是她的错。她还说，女儿似乎明白事情的严重性，并可能决定放弃治疗。她的丈夫十分关心妻子，并尝试用尽所有方法保护她。他在妻子和工作人员之间充当翻译和中间人。他还表达了自己的担忧，即让岳父依靠生命支持系统维持生命并拖延时间，这是他不希望妻子看到的。

Collins 先生不在捐献生命登记册中。

请就 Collins 先生维持血压的问题与亲属沟通，以便在他发展至脑死亡时保持能够捐献的可能性。

表 21.2　评估表里的沟通条目示例

家庭援助协调员是否通过他们的"存在"或他们的问题 / 行动与病人亲属建立情感联系？ 这是你直觉层面的主观评价	完全有□	可能有□	不确定□	可能无□	完全无□
下列哪项对你评分的影响最大？ （可以多选或不选）	a. 家庭援助协调员是否鼓励亲属讲述他 / 她的故事？　□ b. 家庭援助协调员是否以口头或非口头方式暗示亲属继续讲述他 / 她的故事？　□ c. 家庭援助协调员是否积极回应了亲属的故事 / 线索，并使用支持性的评论来表达理解、尊敬和支持？　□ d. 家庭援助协调员的语气和肢体语言是否得体合适？　□ e. 以上均无　□				

评价

模拟家庭和模拟医疗卫生专业人员填写将用于复盘阶段的检查表和意见。活动结束后，SP 教育工作者编写个人教育报告发给参与者。家庭援助协调员需要在教学活动后观看自己的表现来自评并提出意见。他们的自我评估和意见将由组织的管理者审查。

家庭援助协调员在课程开始和结束时均需填写一份调查表，以修改和完善该课程。

活动的成功

关于基于培养交流技巧的教学活动是否成功，以及这些活动如何影响学员的日常实践表现，很难评估。每次使用模拟技术开展教学活动后，真实家庭的捐献同意率有显著提升。这种趋势持续了 3 年，并为培训成功提供支持。

家庭援助协调员的反馈十分积极，他们觉得这样的学习经验很容易应用到实际情况中。

家庭援助协调员感激有机会在准备与医疗服务提供者互动中实践"教学"部分。一些家庭援助协调员在活动中尝试用多种方式来探索对自己有效的技术和方法。活动前后，家庭援助协调员的自信评分都有所提升。

关键信息

挑战和经验教训

为任何角色选择适合的 SP 对于活动的成功是至关重要的。人口学特征，如年龄、性别，作为真实家庭成员和在家庭动态变化中工作的能力以及表现高度情绪化角色的能力，对于选择合适的 SP 也是非常重要的。我们发现，为这项活动选择正确的 SP 还需要考虑 SP 对器官捐献的态度。对器官捐献持强烈反对意见的 SP，不管他们经验多么丰富或觉得自己在角色里的表演有多客观，都会在活动和反馈中对角色产生影响。这也会影响 SP 在角色结束后的情绪和个人表现。因此，我们应在邀请 SP 参与活动前了解他们对器官捐献的态度。

活动结束后，SP 和模拟医疗服务提供者必须进行复盘。为他们提供一个场所，使他们从角色中脱离出来，转换成为整体活动评估的一分子，这对消除 SP 心中残留的情绪十分重要。这种投入时间和提供支持的做法保护了 SP 的情绪健康，并确保 SP 在今后活动中的重复参与率。

该项目深受 SP 欢迎。它允许 SP 跳出典型病人的角色，处理对死亡及相关问题，如放弃心肺复苏（DNR）、生前遗嘱和器官捐献的情绪感受。许多 SP 自称他们因此而对医疗服务提供者、家庭援助协调员和家庭与死者的微妙关系有了更深的理解。他们认为所提供的培训对许多人，包括家庭援助协调员和接受器官移植的人，产生了巨大的影响。

第五部分
结 语

第22章

标准化病人方法论的展望

作者：*Margaret Bearman*，*Debra Nestel*

✐ 概　要

本章总结了我们对标准化病人（SP）方法论现状和将来发展的看法。我们提倡 SP 方法论应以专业队伍为支撑，开展越来越复杂的具有挑战性和有细微差别的实践活动。我们讨论了 SP 方法论中存在的一些挑战，即承担表演角色的人员同时也是检查、授课或指导学员的人，并建议把这个作为未来研究的一个重要领域。本章提出，通过在情景模拟中纳入真实病人，以及在实践环境中越来越多地应用 SP 方法论，为促进以病人为中心的实践提供重要机会。最后，我们介绍了一系列不断变化的技术和教育边界，然后提出了一个更具包容性的术语——"模拟参与者"（simulation participants，SP）。

💬 引　言

SP 方法论包含以理论、证据和专业实践为基础的多种方法。作为编者，我们很荣幸与如此多优秀的作者合作，他们探索了这种互动、身临其境和有效的模拟形式的非凡广度。本章作为全书最后一章，描绘了未来愿景，并汇集了贯穿本书的一些主题。

在第 8 章，McNaughton 和 Hodges 将在医学专业教育中应用的 SP 方法论，通俗描述为能力、表现评估和以病人为中心的照护。正如本书的多样性和深度所示，这新兴的 SP 方法论还是有其复杂性的。医学专业教育是一个错综复杂、环环相扣的系统，SP 实践与这种观点正越来越多地契合既能带来启示，也有一定的制约性。本章，我们将借鉴这种复杂性来探索 SP 实践的令人激动的未来。

一系列 SP 实践

Nestel 等，及 Thisthlethwaite、Ridgway 和 Snow 分别在第 2、3 和 14 章概述了 SP 实践从基础到高级的范围。SP 在基础技能培养中始终发挥着重要的作用，但我们相信，SP 会应用到越来越多的高级实践中。本书描述的许多 SP 技能，如情境开发、情感表达、现场即兴表现和反馈，都是复杂且富有挑战性的。这些技能需要 SP 有理性，能深思熟虑，具有良好的记忆力，并能适应学员不断变化且不可预测的需求。一些表演研究课程已经开设了 SP 方法论的模块，未来可能成为此类高级实践的必要条件。

在第 4 章，Nestel 等将焦点由 SP 转移到教育并训练他们的人——我们将其称为 SP 从业者。许多 SP 从业者已长期担任教职，在教学方面作出了重要贡献。然而，正如理论相关章节所述，学术研究也是专业 SP 的基础。同样，模拟研究的文献也影响着 SP 方法论的发展。我们相信，SP 从业者的专业化进程正在加速——SP 从业者在教学、学术和研究中越来越活跃。例如，在多伦多大学"标准化病人项目"中，一大群经验丰富的 SP 从业者在各层级培训和许多专业教学中独立教授以病人为中心的沟通技巧。他们还独立承担或与医学专业教育学者合作开展研究。瑞士洛桑的健康应用科学大学也特别注重跨学科 SP 培训和方法论的新兴研究。卓著的 SP 从业者将继续扩展 SP 专业知识和应用范围，紧密联系研究与教学。随着 SP 从业者与使用其他模拟形式（如人体模型）教学的人员更加紧密合作，所有模拟从业人员的方法论都可能得到提升。

扮演病人

我们大部分工作（见第 9 章和第 10 章）是在以病人为中心的 SP 方法论基础上进行的。例如，我们反复主张 SP 是真实病人的代替者，并能更好地理解病人的体验。与此形成鲜明对比的是，在北美的一些高利益相关性测试中，有些 SP 根据严谨的评定规则来评价医学生的表现。在这种观点中，SP 是病人考官或临床评估者的代替者。正如 Murtagh 在第 7 章中所描述的 [1]，SP 作为考官，颠覆了医护人员的预期主导地位，也反转了专业人员与病人之间常规的权力关系。当临床医生或讲师扮演病人的角色时，也会出现这种地位倒置的情况。这些实践中的矛盾关系凸显了运用 SP 方法论来学习是受环境限制的；同时提醒我们，SP 并不是真正的病人。因此，需要更深入地研究，以更好地理解 SP 多重角色（包括考官、病人代表、临床专家和（或）沟通技巧专家）对学员和学习的影响。

我们相信，对于真实病人来说，如果提供机会由其来编写或协作编写角色和情境，将"改变游戏规则"。正如 Snow 在第 14 章所述中，病人和临床医生对良好实践的理解可能不尽相同；而 SP 方法论为探索这些差异提供了平台。我们认为，这种医疗服务提供者与病人之间的"对话"不仅适用于尚未获得执业资格的医学生，也适用于执业医师。SP 方法论在毕业后教育中的应用还有巨大的潜能待挖掘。这里的重点在于持续学习，卫生专业人员通过了解他们的行为对病人或委托人的影响来培养新技能。在第 16 章，Rethans 和 Derkx 介绍了匿名 SP 如何帮助卫生专业人员在实际临床环境中保持并改进以病人为中心的方法。

不断变化的边界

SP 实践的范围在不断扩大。第 2 章中，Nestel 等提出混合模拟逐渐成为 SP 从业者日常工作的一部分。技术的发展为 SP 实践带来了新的机遇。我们很有可能会看到创新的混合模拟，以及 SP 运用一系列新技术，如虚拟环境或新模拟器。SP 从业者正与专门从事其他模拟教学的专家进行更紧密的合作。这可能会推动医疗保健所有模拟教育的发展，并导致界限模糊。

SP 实践的场合也会发生变化。随着越来越多的模拟在真实的医疗卫生场所进行，也会有越来越多的 SP 模拟教学在现场进行。与此同时，移动模拟（如分布式仿真[2] 的可移动手术室）为随时随地开展沉浸式模拟教学提供了令人兴奋的机会。同样，技术将日益改变学员和 SP 的体验。正如 Rethans 和 Derkx 在第 16 章所述，SP 模拟教学还可以通过传统的电话形式进行。互联网新技术为探索通过视听片段和远程评估提供反馈创造了机会[3-5]。为各层级的远程学员提供更多基于互联网的 SP 培训和资源，将成为 SP 方法论的一部分。然而非常重要的一点，新技术并不能抹杀 SP 在角色塑造时的优势。

教学实践的转变也将以不可预见的方式影响 SP 方法论：新形式的形成性评价和终结性评价可能改变 SP 未来实践的范围。同时，SP 方法论与特定的以模拟为基础的教学和一般的健康专业教育之间相互促进、不断发展，凸显了具有教育、模拟、沟通能力专长 SP 从业者的潜在价值。SP 方法论在改进团队合作和跨专业实践方面有巨大的潜力尚待开发。跨学科照护日益受关注，SP 未来会给我们带来与众不同的见解，既来自病人体验也来自常规的教育角度（团队"内部"和"外部"），这点显得尤为重要。

这些发展必然伴有新的挑战。Vnuk 在第 11 章中强调关心参与体格检查的 SP 的重要性。随着 SP 的工作要求越来越高，有必要提高警惕，确保他们的心理健康。SP 也越来越频繁地在临床环境工作并直接面对真实的病人，伦理和隐私保护问题在 SP 方法论中也变得更加重要。因此，在教师、医生、学生和 SP 之间可能需要构建一种新型的"契约"。

着眼于未来，我们认为现在是时候重新考虑"标准化病人"（simulated patient）这一术语了。许多卫生专业人员使用"委托人""服务使用者"或"团队成员"，而不是"病人"。另外，SP 的角色可以包含家庭成员和医疗保健专业人员；"助教"与 SP 之间的界限几乎完全是语意上的。除医疗卫生领域外，SP 还可以用于沟通技巧培训工作，因为法律和商业公司等行业也有沟通能力方面的要求。"模拟参与者"（simulated participant）一词则可以更好地反映这些扩展的角色。

🔵 小　结

在对 SP 实践复杂性进行思考之后，我们不妨以其简单性作为结束语。SP 方法论的核心是通过与他人互动的体验来学习。SP 方法论对医疗保健实践的价值不容小觑。如今，已有成千上万的医疗从业者讲述他们教育过程中的一个重要经历就是参与了 SP 模拟教学。我们谨以本书对此表达敬意。

参考文献

[1] Hanna M, Fins JJ (2006) Viewpoint: power and communication: why simulation training ought to be complemented by experiential and humanist learning. Academic Medicine, 81(3): 265-270.

[2] Kneebone R, Arora S, King D, et al. (2010) Distributed simulation-accessible immersive training. Medical Teacher, 32(1): 65-70.

[3] Kneebone R, Nestel D, Ratnasothy J, et al. (2003) The use of handheld computers in scenario-based procedural assessments. Medical Teacher, 25(6): 632-642.

[4] Kneebone R, Bello F, Nestel D, et al. (2008) Learner-centred feedback using remote assessment of clinical procedures. Medical Teacher, 30: 795-801.

[5] Nestel D, Bello F, Kneebone R, et al. (2008) Remote assessment and learner-centred feedback using the Imperial College Feedback and Assessment System (ICFAS). The Clinical Teacher, 5: 88-92.

[6] Lax L, Russel lL, Nelles L, et al. (2009) Scaffolding knowledge building in a web-based communication and cultural competence program for international medical graduates. Academic Medicine, 84(10 Suppl): S5-S8.